本草拾趣

50 味中药，带你走进有趣的本草世界

主　编　洪钧寿　钱苏海　钱俊华

编　委　洪　梅　洪苏扬　吴璇君

　　　　钱　湛　钱继杰　钱天祥

　　　　钱保和　钱培林　顾宇珏

U0307770

中国中医药出版社

·北　京·

图书在版编目（CIP）数据

本草拾趣：50味中药，带你走进有趣的本草世界 / 洪钧寿，钱苏海，钱俊华 主编 . —北京：中国中医药出版社，2020.5

ISBN 978 – 7 – 5132 – 6020 – 6

Ⅰ . ①本… Ⅱ . ①洪… ②钱… ③钱… Ⅲ . ①中药学—基本知识

Ⅳ . ① R28

中国版本图书馆 CIP 数据核字（2019）第 292695 号

中国中医药出版社出版

北京经济技术开发区科创十三街 31 号院二区 8 号楼

邮政编码　100176

传真　010-64405750

河北省武强县画业有限责任公司印刷

各地新华书店经销

开本 710 × 1000　1/16　印张 14　字数 194 千字

2020 年 5 月第 1 版　2020 年 5 月第 1 次印刷

书号　ISBN 978 – 7 – 5132 – 6020 – 6

定价　52.00 元

网址　www.cptcm.com

社 长 热 线　010-64405720

购 书 热 线　010-89535836

维 权 打 假　010-64405753

微信服务号　zgzyycbs

微商城网址　https://kdt.im/LIdUGr

官 方 微 博　http://e.weibo.com/cptcm

天猫旗舰店网址　https://zgzyycbs.tmall.com

如有印装质量问题请与本社出版部联系（010-64405510）

版权专有　侵权必究

前　言

　　本草，即中药，早先见载于《汉书·平帝纪》。大家熟知，中医治病采用的药物种类繁多，既包含了植物药、动物药，也包含了矿物药，但草本植物类中药占据了其中的绝大部分，故在我国古代，"本草"成了中药的代名词。在中医发展的历史长河中，中药类书籍多被称作"本草"，如中医最早的药物学专著《神农本草经》，闻名全球的药物学巨著、被达尔文誉为"古代中国百科全书"的《本草纲目》以及与食物相关的药物学专著《食疗本草》《救荒本草》《食物本草》等，均以本草命名。

　　本草涉及人们生活的方方面面，与中华民族的繁衍生息密切相关，因为它不仅包含了单纯用于治病的中药，还包含了药食两用的中药，后者几乎与所有的传统食物相关，在某种意义上说，食物即药物。因此，懂一点本草知识，无论对已病治病，还是未病保健，均有重要意义。

　　中医治病强调治病求本、辨证论治，在数千年的发展历程中，积累了丰富的经验，也融入许多民族文化的内容。作为治病防病的中药也不例外，其充满着文化的内涵，奇闻趣事随处可觅。本书作为一本科普读物，旨在向广大读者普及中医药知识，故编写的立足点是集知识性、趣味性、实用性于一体，读者可在阅读的乐趣中了解中药的防病治病作用。

　　全书选取了 50 种植物类中药，从有书可稽的 50 个典故入手，引导读者进入本草药苑，结合历代传闻、诗钞、画作等，将中药的科属、分布、性味、功效、用法、注意事项等知识融入其中；书中也简单介绍植物的形态，并附有简图，使读者能够按图索骥，便于到大自然中去寻觅草木果蔬；各篇之后附入 15 首（共计 750 首）简、便、廉、验的本草实用处方，若遇疾病，拣来便是。

本书由于编写时间仓促，不免存在诸多不足，希望读者予以指正，以便再版时修订提高。

洪钧寿

庚子年春

本草拾趣
50 味中药，带你走进有趣的本草世界

目 录

目
录

本草拾趣
50味中药，带你走进有趣的本草世界

宣城银杏韵最高

北宋年间，梅尧臣和欧阳修两位大诗人友谊深笃，梅尧臣住在安徽宣城，欧阳修在汴京（今河南开封）为官，不因分隔千里之遥，经常诗文唱和。一年秋天，银杏成熟，梅尧臣亲自采摘并选了一百颗最好的包装后，托人捎给欧阳修，以表达对老友的思念之情。

欧阳修收到银杏后深为感动，写了一首诗表示谢意："鹅毛赠千里，所重以其人。鸭脚虽百个，得之诚可珍。问予得之谁？诗老远且贫。霜野摘林实，京师寄时新。封包虽甚微，采掇皆躬亲。物贱以人贵，人贤弃而论。开缄重嗟惜，诗以报殷勤。"诗的大意是说：清贫的梅尧臣从千里之外寄来百颗银杏，礼物虽菲薄，但情深谊长，更何况又是梅尧臣在霜林中亲自采摘所得，这百颗银杏就显得更加珍贵了。诗中同时对梅尧臣人品高尚而不被朝廷重用的遭遇深表同情。

梅尧臣收到欧阳修的诗，心潮起伏，也深深感动，老友不因位高而忘记远在宣城的清贫老友，也依韵和了一首作答："去年我何有，鸭脚远赠人。人将比鹅毛，贵多不贵珍。虽少未为贵，亦以和我贫。至交不变旧，佳果幸及新。"看来，真正的友情正如梅尧臣所说，不是以赠物的贵贱多寡来衡量，也不以官职大小来区别，关键在于"至交不变旧。"

从上文梅尧臣和欧阳修所对之诗的表面看，银杏在当时似乎是随手可得的低贱之物，其实是隐喻梅尧臣身世、地位之低下，因为银杏在宋初已经成为地方上进贡朝廷的贡品了，属珍品，绝非贱物，欧阳修另有诗句为证："绛囊初入贡，银杏贵中州。"

银杏为银杏树的种子，因其种皮色白又名"白果"；银杏树也简称"银杏"，叶似鸭掌而名"鸭脚"；生长缓慢，公公栽培，孙辈享用又称"公孙树"。本植物为银杏科银杏属落叶乔木，高可达40米。叶在长枝上螺旋散生，叶片扇形，淡绿色，秋季落叶前变为黄色。花单性，雌雄异株。种子核果状，椭圆形至近球形，外种皮肉质，中种皮骨质，内种皮膜质，胚乳丰富。花期3～4月，种子成熟期9～10月。我国大部分地区有栽培，栽培中心在江苏、安徽、浙江一带。本植物的种子、叶、根、根皮均可入药。

银杏目树种在第四纪冰期前曾异常繁盛，足迹遍布全球。此后，银杏家族开始逐步灭绝，仅存银杏一种，成为著名的子遗植物，被称为"活化石"。

银杏也是仅存于我国的一种珍贵植物，名山古刹、寺院庙宇中常见到浓荫蔽日的银杏。据考证，汉代江南已有银杏栽培，以后中原地区、黄河流域普遍种植，并移植日本，传入欧美。

银杏寿命极长，被称作树中元老。据说，长寿的秘诀之一是银杏树叶的细胞组织内含有多种抗菌杀虫物质，且叶片的细胞壁能随着外界机械压力的增加而变厚。至今，山东、陕西、湖北、浙江等省的游览胜地，均发现有树龄上千年的银杏古树。

银杏在我国历史尽管悠久，但作为食用，至宋初才重视；至于药用则时间更晚。正如明代李时珍所言："银杏宋初始著名，而修本草者不收。近时方药亦时用之。（明·李时珍《本草纲目》）"

银杏味甘、苦、涩，性平，能敛肺定喘、收涩止带，可用于哮喘咳痰、白带遗精、尿频尿浊等病证。古书记载，本品缩尿功能显著，因此，古代考试时，也有采用煮食银杏来减少小便次数的做法："惟举子廷试煮食，能截小水。（《花镜·银杏》）"

银杏内服收敛固涩，外用能透毒拔针。据《冷庐医话》载：杭州乐怀谷，其女出世未久，尚在襁褓，一天忽啼哭不休，拍背安抚，非但不止，而且啼哭更甚。乐氏疑惑不解，解开衣服后才发现有枚绣针刺入背中，针体全没，仅微露其端。医生夹取无功，又杂以药物外敷，虽皮肉溃烂，而锈针还是欲出不能。其病拖了百余日，才从酒店得一家传秘方：银杏肉去衣心，捣烂，用菜油久浸，取油滴入疮孔。乐氏用之，果然针透疮口，而且已出之针针体已弯。

近年来，随着银杏药用研究的深入，银杏叶的防病保健作用也越来越引起人们的关注。银杏叶提取物能降低血清胆固醇、增加脑血流量、解除平滑肌痉挛、促进皮脂腺分泌、消除自由基，可用于防治冠心病、心绞痛、脑血管疾病、支气管哮喘和干燥性皮肤病。

但是，银杏有毒性，直接接触肉质外种皮，可产生皮炎；内服过量，易产生中枢神经系统中毒症状，甚至引起死亡。故《物类相感志》说："银杏能醉人"。《三元延寿书》也有"昔有饥者，同以白果代饭食饱，次日皆死也"的记载。银杏中毒民间有解法：生甘草60g煎服，或银杏壳30g煎服。当然，更安全的还是服用银杏时，最好是壳、肉同煮，防止中毒的发生。

1. 头痛

银杏天麻汤：带壳银杏30g，天麻10g，石楠叶12g。将带壳银杏敲碎，与天麻、石楠叶加水共煮汁，每日分2次服用。

2. 肺结核

油浸银杏：银杏肉质种仁若干，用菜油浸泡1年以上，每次食2枚，每日2次。

3. 慢性气管炎

银杏饭团：银杏10g，陈艾5g，米饭、菜叶各适量。银杏煨熟，去壳。陈艾捣烂，与米饭混合成团，将银杏肉捏在其中，外用菜叶包裹，放入灰中煨香。每日2剂，只取银杏肉食用。

4. 声音嘶哑

银杏龙眼汤：银杏10g，龙眼肉12g，白糖15g。加水煎煮，吃银杏、龙眼，喝汤，缓缓咽之。

宣城银杏韵最高

5. 酒糟鼻

银杏酒糟糊：生银杏仁 2 ～ 3 枚，酒糟适量，一起嚼烂，每夜外敷，次晨洗去。

6. 梦遗

银杏芡实汤：银杏 15g，芡实 12g，金樱子 15g。加水煎服，每日分 2 次服用。

7. 带下

银杏鸡蛋：银杏 1 枚，研末；另取鸡蛋 1 个，打一小孔，将药投入蛋内，饭上蒸熟食。

8. 尿路感染

银杏腥草汤：银杏 10g，鱼腥草 25g，车前草 30g。加水煎服，每日分 2 次服用。

9. 蛋白尿

银杏芡实粥：银杏 10 枚，芡实 30g，糯米 30g。银杏去皮，与糯米、芡实同入锅内，加水，用文火煮成粥。可常食。

10. 扁平疣

银杏薏苡粥：银杏 8 ～ 12 枚，薏苡仁 70g，冰糖适量。薏苡仁洗净，与银杏共煮粥，入冰糖令溶，服食。

11. 颜面黑斑

银杏片：新鲜银杏 10g，切片擦患处，每日 3 次。

12. 冠心病、高胆固醇血症

银杏叶茶：银杏叶 5g，洗净，切碎，置保温杯内，用沸水闷泡半小时，代茶饮，每日 1 次。

13. 漆疮肿痒

银杏忍冬汤：银杏叶 50g，忍冬藤 30g。二药洗净，以水煎煮，待温，以煮液洗患处。

14. 白癜风

银杏叶搽方：新鲜银杏叶适量，微捣，搽患处，每次擦至皮肤轻微充血，每日 1 次。

15. 泌尿系结石

银杏根汤：银杏根 60g，石韦 30g，金钱草 30g。加水煎服，每日分 2 次服用。用药期间宜与饮水、运动相配合。

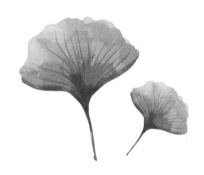

柿叶临书郑三绝

据唐代李绰的语录体笔记《尚书故实》载：唐朝郑虔，字弱齐，河南荥阳人，工诗善画，擅书法。唐玄宗时任著作郎。幼时家贫，无力购买纸张。秋日寓居长安（今西安市）大雁塔慈恩寺，寺中有法力上人手植柿树多株，柿叶硕大肥厚，于是拣贮数屋，每日取叶临书，一年中竟将柿叶写遍，终于练出一手好书法。一日郑虔将一幅诗书画合璧的得意之作进呈唐玄宗御览。唐玄宗观后赞叹不已，并亲自在画上题写"郑虔三绝"四字。从此郑虔美名远扬，"郑三绝"传遍天下。郑虔在诗书画方面的成就，固然得益于刻苦勤奋，但柿叶的作用也功不可没。

柿，又名镇头迦，为柿科柿树属落叶大乔木，高达14米。单叶互生，卵状椭圆形至倒卵形或近圆形；花杂性，雄花成聚伞花序，雌花单生叶腋；花萼下部短筒状，4裂，内面有毛；花冠黄白色。浆果形状不一，多为卵圆球形，橙黄色或鲜黄色；种子褐色，椭圆形。花期5月，果期9～10月。柿叶、柿花、柿子、柿蒂以及柿子的加工品柿饼、柿霜（柿饼表面所生成的白色粉霜）、柿漆（未成熟果实经加工制成的胶状物）均可入药，但一般药房里能配到的只有柿蒂。

柿树有很多特点，国人总结有七绝：一多寿，柿树寿命长；二多阴，柿叶多而硕大，故多阴；三无鸟巢；四无虫蠹；五柿叶经霜变红而可赏；六佳实可啖；七落叶肥大可以临书。柿种类很多，大致可分为两大类：甘柿和涩柿。甘柿在树上成熟无涩味，采收后即可食用。

涩柿采收后，必须脱涩，方可食用。各地品种很多，有红柿，黄柿、塔柿、着盖柿、牛心柿、蒸饼柿、八棱柿、方柿等，还有野生柿、椑柿（未成熟者可制柿漆）。

柿子是味美水果，香甜可口，有生津润肺、清热解毒作用，一般用于咳嗽咯血、口中生疮。但据明代缪希雍《神农本草经疏》记载，柿子具有清而下行的特性，善于治疗肺肾之火上炎的鼻塞耳聋："鼻者肺之窍也，耳者肾之窍也，二脏有火上炎，则外窍闭而不通，得柿甘寒之气，俾火热下行，窍自清利矣。"宋代官修方书《太平圣惠方》曾以柿子煮粥治疗此类耳鼻疾病："治耳聋及鼻不闻香臭，干柿粥方：干柿三枚切细，粳米三合，上于豉汁中煮粥，空腹食之。"

柿饼，又称柿干、干柿，是柿子未成熟的去除果皮后，反复日晒夜露而成，可于荒年充当粮食使用，如明代俞汝为《荒政要览》即说："三月秧黑枣，备接柿树，上户秧五畦，中户秧二畦；凡陡地内，各密栽成行；柿成做饼，以佐民食。"确实，明代于1618年亦真遇上大旱粮荒，灾民们依靠柿饼、橡实、荆子等杂食，度过饥荒，免受逃离家乡、流离失所之苦："戊午大旱，五谷不登，百姓倚柿而生。初冬削柿作饼，鬻钱完赋，即以批曝于杂橡实、荆子磨面作糊啖之，遂免流移。（明·傅梅《嵩书》）"

柿蒂是柿子的宿存花萼，味苦，性温，能温中下气，可治胃寒引起的呃逆、呕吐、反胃，如清代虚白人《救生集》说："偶然呃逆不止，以纸捻鼻孔，得嚏即止；常发者，频饮柿蒂汤自愈。"清代孙伟《良朋汇集经验神方》也说："专治呕哕，柿蒂不拘多少，煎汤服之。"

1. 呃逆不止

柿蒂白芍汤：柿蒂15g，白芍30g，代赭石20g。加水煎服，每日分2次服用。

2. 婴幼儿腹泻

柿蒂车前汤：柿蒂6g，车前子10g（包煎），炒鸡内金6g。水煎浓汤，加白糖少许，分多次服用。

3. 新生儿脐炎

柿蒂散：柿蒂 10g，微火焙干，研为细末，外敷脐部，用无菌纱布包扎，每日换药 1 次。

4. 臁疮

柿蒂柿霜散：柿蒂 10g，柿霜 15g。柿蒂微火焙干，研为细末，与柿霜拌匀，敷于患部，每日 1 次。

5. 口舌生疮

柿霜丸：柿霜 6g，蜜炼为丸，含化。

6. 慢性气管炎

柿霜粉：柿霜 12～18g。温开水化服，每日分 2 次服用。

7. 甲状腺肿

柿涩汁：新鲜柿涩（未成熟柿子）1 个，捣取汁，开水冲服。

8. 带状疱疹

柿子糊：鲜柿子 1 个，洗净，捣烂，涂患处。

9. 皮炎

柿子汁：青柿子 500g，水 1500mL。将青柿子捣烂后，加水，晒 7 日后去渣，再晒 3 日，装瓶备用。用药汁涂患处，每日 3 次。

10. 高血压

柿漆饮：柿漆 1～2 匙，用牛乳或米饮汤和服，每日 2～3 次。

11. 痔疮出血

蒸柿饼：柿饼适量，饭锅蒸熟，每日 1～2 个，连服 3 天。

12. 小儿秋痢

柿饼粥：柿饼 1 个，粳米 30g。柿饼研末；以粳米煮粥，熟时掺入柿饼末，再煮沸，食之。

13. 血小板减少性紫癜

柿叶侧柏汤：柿叶 10g，侧柏叶 10g，紫珠草 15g。加水煎服，每日分 2 次服用。

14. 崩漏

柿根地榆汤：柿根 30g，地榆炭 15g，海螵蛸 10g。加水煎服，每日分 2 次服用。

15. 痘疮溃烂

柿花散：柿花适量，晒干，研为细末，搽患处。

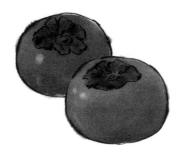

高僧秋梨疗消渴

叶天士（1666—1745），名桂，号香岩，清代著名医家。他家世代行医，祖父、父亲都是德高望重的医生。叶天士幼承家学，刻苦钻研，又历拜名师，虚心求教，成年之后，医名大振。生前忙于诊务，其著作多由弟子整理，其中著名的有《温热论》和《临证指南医案》。临床治病不落俗套，擅长治疗各种疑难杂症，用药心灵手巧，往往药到病除，当地人誉之为"姑苏一怪"。

一年秋天，浙东有一举人路过苏州，因感冒风寒而患病。经叶天士诊视后，问举人欲何往？答曰："赴京应礼部考试。"听罢，叶天士便好言相劝道："不瞒先生说，你的性命难保！从苏州去京城，如舍舟而行陆路，贵体必然引起消渴证发作，那时无药可救，寿限只在月内，这是根据你的脉象判断出来的，还是赶快回乡准备后事，不然在半路上就来不及料理了。"说罢，叶天士开了药交给举人，又让徒弟将医案和药方登记在册。

举人回船将此事告诉赴京的同伴，他们听了不以为然，认为这是医生吓吓人的，不必介意。举人在船上服药后，确实相安无事，再也没把叶天士的忠言放在心上，继续坐船北上。

当行至镇江时，突然逆风大作，船受风阻，不能前行，遂停泊于江口。这时有同伴提议，是否可以去金山寺一游？举人觉得有理，点头同意后，便起身一同前往了。到了金山寺，无意间瞥见山门前挂着一块老僧行医的牌子，举人心想何不趁此机会请老僧复诊，以决吉凶，于是访到禅房，道明来意。老僧听后让举人坐下，诊视片刻，然后问道："居士欲何往？"举人答道："进京应礼部考试。"老僧皱起眉头说："恐怕来不及了！此去登陆走旱路，消渴证就要发作，寿命不过一月，你为什么还要作此远行呢？"老僧话音刚落，便见举人声泪俱下，又听到他在自言自语："真的被叶天士言中了！"老僧觉得好奇，问道："叶天士怎么说的？"举人道："无药可救。"老僧不以为然，愤然曰："荒谬啊！如药物不能治病，圣贤又何必留下这岐黄之术呢！？"听罢此言，举人觉得言出有因，莫非真的遇上了医林高手？于是走到老僧面前，双膝跪地，请求施救。老僧用手扶起举人后吩咐说："你登陆时，到了王家营这个地方，将当地所产秋梨，满载车上，待口渴时即以梨汁代茶，饥则将梨蒸熟作饭。食过百斤，即可无妨。"举人感动而泣，再拜而退。

船继续扬帆北上，行抵山东与河北南部交界的清河县，举人舍舟登陆时，果然消渴大作，便按老僧所嘱做了，结果梨尽病愈。为了感谢金山寺老僧救命之恩，举人回乡时特地带了京都的土产和白银作谢。老僧只收土产而不受其金，并说："居士过苏州见叶君时，请他复诊，如果他说无病，你就以上次诊病时所言询问；他如问起治好你病的是何人，你就告诉他是贫僧所为，这比胜过送我银两的恩惠多多了。"

举人经过苏州再访叶天士，并请复诊。叶天士道："君无病，何必治疗？"举人复以上次叶天士之言询问，叶天士已将此事忘怀，遂命徒弟查阅医案和药方，果然相符。叶天士惊诧道："怪了，你遇到神仙了吗？"举人道："遇到了佛不是仙。"并说出金山寺老僧。叶天士道："原来如此，先生请回家乡保养，我将诊所停业往镇江求师。"随即将门前行医的牌子摘下，遣散众徒，改名换姓，换上雇工的服装，驾轻舟往金山寺而去。

这是一则以秋梨治愈消渴病的故事，通过姑苏名医叶天士和镇江金山寺老僧与患者的对话，将老僧的高超医术和叶天士的虚心好学活灵活现地展示在读者眼前。

梨，又名快果、果宗、玉乳、蜜父，为蔷薇科梨属落叶乔木，高

高僧秋梨疗消渴

达 5～8 米。叶片卵形或椭圆形，边缘有锯齿。伞形总状花序，花瓣白色。梨果球形或球状卵形，果皮黄白色、赤褐色或青白色，常有斑点。种子倒卵形，褐色。花期 4～5 月，果期 8～10 月。南北各地均有栽培。梨的果实、果皮、叶、花、树枝、树皮、根均可入药。

梨原产于我国，《诗经·秦风》中提及的"檖"，就是现在人们所指的梨。梨何时开始种植虽然无从考证，但汉代种植已经形成了一定的规模，而且经济价值相当可观，汉代史学家司马迁《史记》中说："淮北、荥南、河济之间，千株梨其人与千户侯等也。"梨经过历代人民的精心培育，品种逾千，分布遍及全国各地。目前作为经济林果栽培的梨主要有白梨、沙梨和秋子梨。著名品种有河北的鸭梨、山东的莱阳梨、安徽的砀山梨、北京的京白梨和浙江的蜜梨。

梨为我国四大水果之一，素有"百果之宗"的雅称。果肉脆嫩，水丰汁浓，香甜可口，营养丰富。据研究，梨含有果糖、葡萄糖、蔗糖、苹果酸、柠檬酸，胡萝卜素，烟酸，维生素 A、B_1、B_2、C 以及钙、磷、铁等矿物质。既可生食，也可加工成果脯、果酱、梨膏、梨汁。

梨在我国早期医书中并无记载，或明确指出不作药用，譬如南北朝陶弘景《本草经集注》说："梨种殊多，并皆冷利，多食损人，故人只谓之快果，不入药用。"但是据宋代药学家苏颂的《本草图经》描述，梨中有一种开紫花的，不但供药用，而且疗效神奇。书中说当年唐武宗患心热病，百药不效，是一位道士献上紫花梨汁，才治好他的心热顽疾。当唐武宗再次去索取梨汁时，那棵梨树已经不见了。后来听说常山郡的地方也生长着一棵紫花梨树，就叫人采摘梨子吃了个饱。可惜的是这棵梨树也因树龄已高，没过多久便枯萎而死了，从那以后，人们再也无法品尝紫花梨的滋味和体会它的疗效了。

话又说回来，梨到了后世，特别是在明朝李时珍提出古人患病多风寒，不宜用梨；今人患病多痰热，适合用梨之后，梨的药用不再以花色为区分，白花梨子开始名正言顺地供作药用。

梨，味甘、微酸，性凉，能生津润燥、清热化痰，可用于热病烦渴、消渴善饥、肺燥咳嗽、声音嘶哑、惊狂易怒、噎膈便秘等病证。

本品治渴作用较为显著，除热病烦渴、消渴饮多外，还可用于酒后口渴："唯病酒烦渴人，食之甚佳。(《本草衍义》)"

1. 热病口渴

梨汁粥：梨 3 个，粳米 50g。将梨切成薄片，先用水煮，去渣，投米煮粥，任意食之。

2. 小儿惊风

梨汁天麻汤：梨汁 20mL，天麻 10g，胆南星 10g。天麻、胆南星加水煎煮，取汁，兑入梨汁，饮服。

3. 咽喉疼痛

雪梨罗汉汤：雪梨 1 个，罗汉果半个。将雪梨洗净切碎块，罗汉果洗净，水煎，水沸 30 分钟后饮汤。

4. 干咳久咳

雪梨膏：雪梨 20 个，去核，榨取汁，去渣，兑入蜂蜜适量，收膏。每次服用 20mL，每日 2 次。

5. 肺结核

梨汁人乳饮：绞取梨汁 100mL，人乳 200mL，混合后放炖盅内隔水炖，至沸腾后饮用。

6. 噎膈

梨汁甘蔗饮：雪梨 1 个，甘蔗 2 节，鲜竹沥 10mL。雪梨洗净切片，甘蔗去皮，同捣取汁，兑入竹沥，分 2 次饮服。

7. 食欲不振

米醋梨：雪梨 1000g，米醋 1000mL。雪梨放入米醋中浸泡 1 周。每日食半个梨。

8. 声音嘶哑

梨皮茶：梨皮 30g，切丝，加糖，沸水冲泡，代茶频饮。

9. 妊娠呕吐

二皮竹叶汤：梨皮 15g，陈皮 12g，竹叶 6g。加水煎服，每日分 2 次服用。

10. 麦粒肿

梨皮贴：鲜梨皮适量，每切 1 片，贴敷患侧眼睑，每 2 小时换 1 次。

11. 久痢不止

梨皮榴皮汤：沙梨皮 100g，石榴皮 30g。二药洗净，加水煎汁喝，每日 1 剂。

12. 颜面色斑

梨花玫瑰茶：梨花 6g，玫瑰花 3g，凌霄花 6g。沸水冲泡，代茶饮。

13. 皮肤瘙痒

梨叶汤：鲜梨树叶 100g，洗净水煎，加盐少许熏洗患处。

14. 预防瘟疫

梨木青叶汤：梨木皮 10g，大青叶 15g，板蓝根 15g。加水煎服，每日分 2 次服用。

15. 疝气腹痛

梨根乌药汤：梨树根 15g，乌药 10g，吴茱萸 6g。加水煎服，每日分 2 次服用。

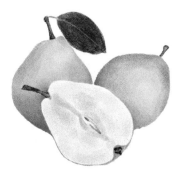

榴果玉粒似水晶

湖南常德市有桃花源，福建闽县东山有榴花源。两"源"虽处异地，而"源"中景物却很相似，唯桃花、榴花有别。据南宋祝穆《方舆胜览》载：唐朝末年，大中年间（847—859），福建闽县东山脚下有一户人家，小伙子叫蓝超，以打柴为生。有一年初夏，天朗气清，蓝超进山砍柴。山风吹拂，鸟儿伴唱。他砍了一会，不觉汗出涔涔，正想用布巾拭汗，突然眼前一晃，不远处有一头白鹿跑过，他急忙放下柴刀，迅速撵上去。白鹿在前奔跑，他在后面追赶，跳涧越溪，紧追不舍。白鹿跑到一山岩进入石洞之中，当他赶到石洞时，白鹿不见了。蓝超收住脚，定了定神，喘了喘气，才看清里面有一极窄的洞，仅容一人通过，洞口刻有"榴花源"三个大字。他摸索着往前走，走了数十步，眼前豁然开朗。阡陌纵横交错，茅舍鳞次栉比，机杼之声不断，鸡犬之声相闻，犹如一幅男耕女织图。蓝超不觉神往，早已把追白鹿的事抛到九霄云外。往前行，见一老翁在门前种菜，便上前询问，老翁见陌生人来访，早知是追白鹿而来，并未惊讶，便笑眯眯地回答道："我们是躲避秦乱才逃到这里来的。"接着又说："小伙子，你愿意留下来吗？"蓝超听了，不觉怦然心动，连忙点头答应，不过，他犹疑了一下说道："待我回去和亲友告别再来！"老翁笑而不答，送他一枚石榴苗，蓝超接过石榴苗，便高兴地由原路而回。回家后将所见所闻告诉家人和亲友，并将石榴苗种在家门前，便向他们告别，再访榴花源。可是他在东山上转来转去再也找不到这世外的榴花源了。只得怏怏而归。说也奇怪，只一来一去的工夫，那种在门前的石榴已长成一株小树，殷红榴花开得正艳。后来闽县东山石榴繁衍开来，成为真正的榴花源了。

石榴，为石榴科石榴属落叶灌木或小乔木，高 2～5 米。叶对生或簇生，叶片倒卵形至长椭圆形。花 1 至数朵，生小枝顶端或腋生，花瓣红色，倒卵形。浆果近球形，果皮肥厚革质。种子多数，倒卵形，带棱角。花期 5～6 月，果期 7～8 月。生于山坡向阳处或栽培于庭园，我国大部分地区有分布。

石榴原产伊朗、阿富汗等中亚地区，公元前 2 世纪，汉武帝派张骞出使西域引种回国，然后在各地安家落户，今处处有之。但按《方舆胜览》所述，榴花源早在秦代业已存在，如果证据确凿，那么中国福建闽县也是石榴的原产地，而张骞引种石榴则是后事。石榴又名安石榴，名称来源有二：一是与地名有关，"汉张骞出使西域，得涂林安石国榴种以归，故名安石榴"（《博物志》）；一是与种植有关，"凡植榴者，须安僵石枯骨于根下，即花实繁茂"（《齐民要术》）。

石榴是人们喜爱的果品之一，号称"九州之名果"，产地以陕西临潼、山西安邑最为著名，常言道："提到临潼，想到石榴""能吃安邑石榴一口，胜过天下走"。石榴的优良品种如临潼酸、鲁峪蛋、大红甜、净皮甜和三白甜（花、果皮、籽粒均呈白色）。福建的无籽香石榴，具苹果香，味甜无籽，石榴中上品。河南洛阳白马寺石榴，果实硕大，最重的可达 3500g，故洛阳流传一句俗语："白马甜榴，一实直牛"，足见其价值之高。石榴果肉能生津润咽，古人认为甜的供食用，酸的可入药，但都不宜多食："实赤有甘、酢二种，甘者可食，酢者入药。多食其实，则损人肺。（《本草图经》）"《本草纲目》也说："多食损肺、齿而生痰涎。"

石榴的果肉、果壳（石榴皮）、花、叶、根均可入药，但以根、壳为主："入药唯根、壳而已。（《本草经集注》）"尤以果壳的用途最广。石榴皮味酸、涩，性温，能涩肠、止血、驱虫，可用于泄泻痢疾、痔疮脱肛、崩漏带下、虫积痢疮等病证，如宋代陈抟《经验方》有石榴皮散治泄泻、痢疾："治暴泻不止及痢赤白。用酸石榴皮烧存性，不以多少，空心米饮调下二钱。"

石榴根，入药是取其根皮，味苦、涩，性温，能杀虫、涩肠、止带，可用于蛔虫绦虫、久泻久痢、赤白带下等病证。古人认为石榴根以东南向生长者尤佳，如《本草图经》用之治绦虫："治寸白虫，取醋石榴根，切一升，东南引者良。水二升三合，煮取八合，去滓，著少米作稀粥，空腹食之，即虫下。"

石榴花味酸、涩，性平，能凉血止血，主要用于各种出血证，如衄血吐血、外伤出血、血崩漏下等病证，如唐德宗（李适）《贞元广利方》治吐血、衄血即以石榴花吹鼻治之："治吐血、衄血，以百叶石榴花作末，吹在鼻中瘥（愈）。"

1. 痢疾便脓血

石榴汁：鲜石榴1个，连皮切块，捣烂，绞取汁液，1次饮服。

2. 口干咽燥

石榴生梨汁：鲜石榴1个，梨1个。石榴取肉，绞取汁液；生梨去皮，榨取汁液。两液混合，分3次，缓缓饮服。

3. 慢性结肠炎

石榴皮茶：石榴皮15g，洗净，切片，煎汤或沸水冲泡，代茶频饮，每日1次，连用3～5天。

4. 带下

榴皮散：石榴果皮烧存性，研为细末，空腹服3g，每日2次，糖开水送服。

5. 牛皮癣

榴皮乌梅汤：石榴皮15g，乌梅30g。水煎外洗，每日1剂。

6. 脱肛

榴矾汤：石榴皮60g，白矾15g。二药加水煎煮30分钟，熏洗肛门，每日2次，数日即愈。

榴果玉粒似水晶

7. 痔疮出血

榴皮槐花汤：石榴皮 15g，槐花 30g，地榆 30g。加水煎服，每日分 2 次服用。

8. 肾结石

榴根石韦汤：石榴树根 30g，石韦 30g，金钱草 30g。加水煎服，每日分 2 次服用。

9. 乳糜尿

榴根射干汤：石榴根皮 15g，射干 15g，鱼腥草 30g。加水煎服，每日分 2 次服用。

10. 绦虫病

榴根汤：石榴根皮 25g，加水 300mL 浸泡 1 日后，用文火煎至 100mL，于上午 9 时顿服，服药前 1 日不进晚餐。

11. 小儿遗尿

石榴叶茶：石榴树叶 10g，生姜、食盐少许。三者沸水冲泡 10 分钟即可，代茶饮。

12. 麦粒肿

榴叶绿豆汤：石榴叶 10g，绿豆 30g。加水煎服，每日分 2～3 次服用。

13. 肺痈

榴花桔梗汤：石榴花 6g，桔梗 15g，金荞麦 45g。加水煎服，每日分 2 次服用。

14. 肺结核

榴花枯草散：白石榴花 90g，夏枯草 90g。共研细末，每服 3g，开水送服，每日 3 次。

15. 中耳炎

榴花泽泻汤：石榴花 6g，泽泻 10g，龙胆草 6g。加水煎服，每日分 2 次服用。

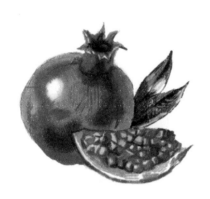

榴果玉粒似水晶

西施醉李情绵绵

春秋时，吴越相争，大战于"檇李城"，即现在浙江省桐乡市的桃园村，该地以产李子著名，遂以地名为果名。传说当年西施入吴时，途经檇李城，正值李子成熟季节，村民纷纷将一篮篮李子送给西施品尝解渴。西施想到就要离开家乡和故国，心情忧郁，她用指甲将李子皮一一划破，细细吸吮，想借此把家乡父老、兄弟姊妹的情谊载入心田，竟多吃了一些而醉倒。据说我们现在吃李子时能看到檇李顶端有一很像指痕的微凹，就是西施吃李子时留下的指甲痕。当然，这是千百年来人们对西施怀念的一种寄托。李子的微凹处实际上是檇李结果时花萼黏附在果皮上而遗留下来的一种自然现象。

李，为蔷薇科李属落叶乔木，高9～12米。叶互生，长方倒卵形或椭圆倒卵形。花两性，通常3朵簇生，花瓣白色。核果球形或卵球形，先端常稍急尖，基部凹陷，绿、黄或带紫红色。核卵圆形或长圆形，有细皱纹。花期4～5月，果期7～8月。喜生于溪边、疏林或山边杂木林中，也常种植于宅旁或果园。

我国于3000多年前便开始了李树的栽培，目前除台湾、福建、新疆、西藏等省、区外，各地多有分布或栽培。李树绿叶白花，种类极多，寿命颇长。果实（李子）大的如杯如卵，小的如弹如樱。有熟则自裂的擘李，有肥黏如糕的糕李，有与麦同熟的麦李，也有入冬晚熟的冬李。李子的优良品种有浙江桐乡檇李、舟山金塘岛红心李，北京红李，广东韶关附近绿皮南华李、红皮三华李，广东番禺夫人李和最近培育的桃形李。但最负盛名的要数桐乡槜李。

李与桃同属蔷薇科落叶乔木，自古结下了不解之缘。现在我们经常听到的比喻互相顶替、代人受过的"李代桃僵"；比喻实至名归、尚事实不尚虚声的"桃李不言"，以及比喻亲自栽培的后辈或所教学生之多的"门墙桃李""桃李满天下"，无一不是桃、李并提。研究表明，李还可促进消化酶和胃酸的分泌，增强食欲。中医认为，李子性平，味甘、酸，能清热生津、利水消肿，可用于虚劳骨蒸、消渴、腹水等病证。

与桃相比，李的药用远不如桃来得广，可是在古代本草书籍的果类药用中，李总是位居其首。李的药用部位也多，核仁、根、根白皮、花、叶和树胶均能入药，但以李根白皮的应用最出名。汉代张仲景在《金匮要略》一书中有一首叫奔豚汤的经典名方，专治奔豚气病。本病主要表现为患者自觉有气从少腹上冲疼痛，上至心下或胸而冲咽喉，痛苦难以忍受。因其气上冲时有如豚（小猪）之奔突，故名。奔豚汤药共九味，方中主药就是甘李根白皮。唐朝王焘的《外台秘要》有十三首治疗奔豚气的方剂，其中用本品者有八方，李根白皮成了治疗奔豚气的专品，难怪宋代赵佶《圣济总录》治疗本病的方有用李根白皮汤来直呼其名。

李根白皮，又名甘李根白皮、李根皮，为李树根皮刮去皱皮留下的韧皮。味苦、咸，性寒，能清热下气、解毒杀虫，可用于奔豚气逆、湿热痢疾、赤白带下、牙痛喉痹、消渴心烦、丹毒疮痈等病证。

1. 肝硬化

李子茶：鲜李子 100～150g，绿茶、蜂蜜适量。李子剖开加水300mL，煮沸 3 分钟加入绿茶、蜂蜜即可，分 3 次服用，日服 1 剂。

2. 骨蒸劳热或消渴引饮

李子汁：李子 5 枚，去核捣烂，加凉开水适量搅拌，用纱布绞取汁液，饮服。

西施醉李情绵绵

3. 湿疹

酸李汤：酸李子 250～500g，捣烂，水煎外洗患处，每日多次。

4. 口臭

李子消臭汤：李子 30g，枇杷叶 10g，佩兰 10g。加水煎服，每日分 2 次服用。

5. 冠心病

李子蜂蜜汤：李子 20g，蜂蜜 30g。加水煎煮，吃李喝汤，每口 2 次。

6. 奔豚气

奔豚汤：甘李根白皮 9g，葛根 15g，半夏 12g，生姜 12g，甘草 6g，川芎 6g，当归 6g，黄芩 6g，芍药 6g。加水煎服，每日分 2 次服用。

7. 带下

李根黄柏汤：李根皮 15g，黄柏 10g，墓头回 10g。加水煎服，每日分 2 次服用。

8. 痢疾

李根黄连汤：李根皮 15g，黄连 6g，白头翁 10g。加水煎服，每日分 2 次服用。

9. 消渴

李根葛根汤：李根皮 15g，葛根 15g，天花粉 30g。加水煎服，每日分 2 次服用。

10. 肋间神经痛

李根双香散：李根皮 12g，广木香 12g，制香附 12g。共研细末，每次服用 1.5g，白开水送下。

11. 颜面色斑

李子花汤：李子花 6g，凌霄花 10g，玫瑰花 6g。加水煎服，每日分 2 次服用。

12. 小儿身热

李叶汤：李树叶 100g，以水煮，去渣，候温浴儿。

13. 肠燥便秘

李仁蜂蜜汤：李核仁 10g，柏子仁 10g，瓜蒌仁 15g，蜂蜜 15g。前三药加水煎煮取汁，兑入蜂蜜服用。

14. 水肿鼓胀

李仁牵牛汤：李核仁 10g，牵牛子 10g，郁李仁 15g。加水煎服，每日分 2 次服用。

15. 麻疹透发不畅

李胶汤：李树胶 15g，煎汤，每日服 2 次，每次半茶盅。

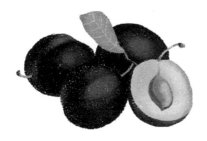

西施醉李情绵绵

桃花红娘一线牵

据唐代孟棨《本事诗》载：唐朝博陵（今河南省定县）书生崔护，满腹诗书，踌躇满志。这年春天赴长安应考进士，不料名落孙山而落得个郁郁寡欢。一日，为消愁散闷，崔护独自去城南游玩，见一宅围墙内桃红柳绿，小鸟在枝间啁啾，便上前叩门，应声开门的是位妩媚少女。崔护通了姓名，说明来意："因春游喝了点酒，路过芳村，觉口渴难耐，想讨杯水解渴。"少女见客人端庄俊雅，边端凳子，边沏茶水，殷勤致意。崔护见少女风鬟雾鬓，绰约多姿，与身后艳丽的桃花交相辉映，甚是迷人。临别时，少女羞答答地缓缓走进屋去，崔护则频频回首，目送情影。

再说翌年清明时节，崔护因思念少女情切，二度造访少女家：只见门庭冷落，院门紧锁，环顾四周，杳无人迹。看到此景，崔护顿感失落，惆怅之余，便挥笔在门扇上题诗一首："去年今日此门中，人面桃花相映红；人面不知何处去，桃花依旧笑春风。"借庭院艳丽的桃花来衬托少女的美和对少女的思念。据说后来崔护真的如愿以偿，与少女结成了秦晋之好，这段姻缘显然有着桃花的一份功劳。

桃花白里透红，艳丽诱人，而在崔护的诗里桃花隐喻的是少女的妩媚可爱，自从此诗问世以后，"人面桃花"就成为文人赞誉女子貌美的常用词语了。

桃，又名毛桃、白桃、红桃，为蔷薇科桃属落叶小乔木，高3～8米。小枝无毛，冬芽有细柔毛。叶互生，椭圆状披针形至倒卵状披针形。花单生，倒卵形，粉红色。核果近球形，果肉白色或黄色。核极硬，内含种子1枚，扁卵状心形。花期4月，果期6～7月。全国各地普遍栽培。

桃原产我国，已有3000余年栽培历史，《诗经》中有"桃之夭夭，其叶蓁蓁"的诗句，描述桃实鲜艳和桃叶茂盛的景象。桃的品种很多，达3000种以上，我国有近千种。桃的花、叶、根、树皮（桃茎白皮）、嫩枝（桃枝）、成熟果实（桃子）、未成熟果实（瘪桃干）、树脂（桃胶）均可入药。

桃子肉质细腻，果汁饱满，香气独特，营养丰富，是人们喜爱的水果，为五果（枣、李、杏、栗、桃）之一。《西游记》中王母娘娘也曾以桃子为主宴请各路仙客，即所谓蟠桃会。据说此种桃食之可以长生不老，虽是传说，但桃子确实具有补心养肝、生津润肠、活血消积的功效，能增强心脏的收缩能力、改善人体的血液循环、消除体内的废物堆积，从而起到了未病先防、延年益寿的作用。不过，桃子虽为五果之一，但排列在五果之末，这是因为桃子味甘酸、性温，多食容易动火，且有许多用药禁忌的缘故："多食动脾助热，令人膨胀，发疮疖。服术（白术）不可食之。又不可与鳖同食，能发丹石毒。食桃浴水令人泻。此物有损无益，故五果列桃为下品。（明·兰茂《滇南本草》）"

桃花色泽艳丽，除供人观赏外，桃花还有美容作用：如东晋葛洪《肘后备急方》记载："服三树桃花尽，则面色红润悦泽如桃花。"陶弘景《太清诸草木方集要》也说："酒渍桃花饮之，除百疾，益颜色。"《圣济总录》提到将桃花和鸡血混合涂面上，能起到"令面光泽"的效果。看来桃花美，更能令人美。中医认为桃花味苦，性平，除美容以外，还能利水消痰、活血通便，可用于痰瘀内结的多种病证，如唐代苏鹗《杜阳编》记载：范纯佑的女儿因丧夫而发狂，家人将她关闭在房中，不料她夜间破窗出逃，爬上桃树后，差点把树上的桃花都吃光了。次日天亮，家人把她从树上接了下来后，惊奇地发现她的发狂病竟然好了。李时珍《本草纲目》分析说："此亦惊怒伤肝，痰夹败血，遂致发狂"，当是"桃花利痰饮、散滞血之功"治愈了发狂。

桃花红娘一线牵

桃仁，又名桃核，性平，味辛、苦，能活血祛瘀、润肠通便，可用于血瘀所致的闭经痛经、癥瘕（腹中肿块）、跌打损伤、肠痈肺痈等病证。药用的桃仁应以未嫁接的毛桃为主，种仁饱满充实，质量上乘；嫁接的桃树，种仁干瘪不实，品质为次。桃仁用途广，命名的方剂也多，如治疗妇女经闭不通的桃仁煎（唐·孙思邈《备急千金要方》）、治疗妇人癥瘕的桃仁散（明·朱橚《普济方》）、治疗摔伤致血瘀的桃仁汤（《备急千金要方》）。

瘪桃干，又名碧桃干、槁桃、桃奴、桃枭，原为桃树上经冬不落的未成熟的干燥果，现在中药房能配到的多为采摘未成熟的果实干燥而成。瘪桃干性平，味酸、苦，能敛汗涩精、止血止痛，可用于治盗汗遗精、劳咳吐血、心腹疼痛、妊娠下血。据唐代张文仲《备急方》记载，本品还有涌吐桃毒的作用："食桃成病：桃枭烧灰二钱，水服取吐即愈。陆光禄说有人食桃不消化作病时，于林间得槁桃烧服，登时吐出即愈，此以类相攻也。"

1. 贫血

桃肉红枣粥：桃子1个，红枣10枚，粳米50g。桃子去皮、去核，捣烂；红枣去核。与洗净的粳米混合，水煮成粥，每日服1次。

2. 盗汗不止

桃干茱萸茶：瘪桃干5枚，山茱萸10g，放搪瓷杯中用文火煎沸，闷片刻即可使用，味酸略苦。饮完沸水冲泡再饮，不拘时。

3. 血瘀闭经、痛经

桃仁粥：桃仁10g，粳米50g。桃仁捣烂如泥，加水研汁去渣，同粳米煮为稀粥，空腹服食。

4. 子宫肌瘤

桃仁山楂汤：桃仁10g，山楂15g，地鳖虫10g。加水煎服，每日分2次服用。

5. 风虫牙痛

桃仁方：桃仁 1 枚，以针刺住，放灯火上烧至烟出，吹灭，安痛齿上咬住。

6. 口唇干裂

桃仁猪油膏：桃仁 10g，猪油 5g。桃仁捣烂，与猪油调匀，外涂患处。

7. 高血压头痛

桃仁决明汤：桃仁 12g，决明子 12g，苦丁茶 10g。加水煎服，每日分 2 次服用。

8. 颜面色斑

桃花酒：取新鲜桃花阴干，置于酒中浸泡，以酒高出桃花 5cm 为度，浸泡半月后服用，每日 15g。服用时，取少许于掌中，涂擦于面，并按摩片刻。

9. 肥胖

桃花荷叶汤：桃花 6g，荷叶 15g，决明子 15g。加水煎服，每日分 2 次服用。

10. 皮肤瘙痒症

桃叶汤：新鲜桃树叶 100g，加水适量煎汤。候冷用毛巾敷洗患处，每日 1 ～ 2 次。

11. 淋巴腺炎

桃叶方：取鲜嫩桃叶 1 把，放锅中炒后拌黄酒敷患处，连敷数次。

12. 急性乳腺炎

桃皮鸡蛋汤：鲜桃树皮 60g，加水煎至半碗，去渣，加入 2 个鸡蛋，炖熟，1 次服下。

13. 食道癌

桃皮汁：新鲜桃树皮 100g，用冷开水洗净，捣烂，再加冷开水适量，以消毒纱布包裹绞汁，时时含咽。

14. 猩红热

桃枝银花汤：桃树枝 6g，金银花 10g。加水煎服，每日分 2 次服用。

15. 糖尿病或石淋

桃胶方：桃胶 30g，用微温水洗净，放在小锅内煮食，可加少许食盐调味。

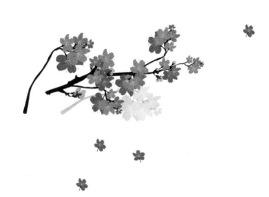

杏林春暖千万家

据东晋葛洪《神仙传》记载：三国时董奉，字君异，侯官县人，在孙权治下于本县充当吏役。后来学医有成离开侯官，来到豫章郡，住在庐山北岭上，每天为人诊病，不收分文。门前挂了一块牌子，上书：重病治愈者，种杏五株；病轻治愈者，种杏一株。几年下来，杏树已有十余万株，蔚然成林，引来了百鸟歌唱，百兽嬉戏。董奉在林中建了一座茅草盖的仓库，并张贴告示：凡买杏者，不必找董奉，只要往仓库里放多少谷子，就摘多少杏子。卖杏所得的谷子，每年都有两万余斛，董奉都用来救济贫困的人，或供给盘缠不足的过往旅客。

董奉医病植杏接济贫困之举，立刻受到了人们的称赞。自此之后，杏与医也结下了不解之缘。因此，后世有用"杏林"来代表医界的，也有用"杏林春满""誉满杏林"来称颂医生的医技高超、医德高尚。

杏，又名甜梅，属蔷薇科落叶乔木，树高可达 10 米。树皮暗红棕色，幼枝光滑无毛；叶互生，卵圆形；花先叶开放，单生于小枝端，白色或粉红色；核果黄红色，心脏卵圆形，略扁，侧面具一浅凹槽；核近于光滑，坚硬，扁心形，内有种子 1 枚。花期 3 ～ 4 月，果期 4 ～ 6 月。主要分布于北方各省区。本植物的叶、花、果实、种子、枝条、树皮、树根、树脂均可入药。

杏原产我国，栽培历史悠久，作为先秦时期各家言论汇编的《管子》一书就提到了杏："五沃之土，其木宜杏。"汉武帝时，京都上林苑种植着一种杏的优良品种，叫作"金杏"，也称"汉帝杏"。宋代药物学家寇宗奭有过描述："金杏深赭色，核大而扁，乃接成者，其味最胜"（《本草衍义》）。唐朝时，杏树的种植已十分繁盛，宋代尤袤《全唐诗话》中记载江苏徐州古丰县有杏园方圆达120里。杏经过历代人民的精心栽培，目前品种已达1500多个。著名的有兰州大接杏、河北大甜杏、华县接杏、山东的大扁杏、山西的沙金红杏、甘肃的金妈杏和北京的水晶杏等。其中兰州大接杏味甜、多汁、芳香，果实特大，平均重100g左右，最大达200g以上，称得上杏中之王。

杏子，为杏树的果实，又名杏实。其味酸、甘，介于梅、桃之间，如《本草图经》说："杏之类梅者味酢，类桃者味甘。"能润肺定喘、生津止渴，可用于咳嗽气喘、口干舌燥等病证，但实际使用较少，这是因为杏子酸热，易于上火，多食可并发其他病证，如《本草经集注》说："实，味酸，不可多食，伤筋骨。"《本草衍义》也说："凡杏性皆热，小儿多食，致疮痈膈热。"

杏花，味苦，性温，能补虚润肤，女子不孕，可研末吞服："妇人无子，二月丁亥日，取杏花、桃花阴干为末。戊子日和井华水服方寸匕，日三服。（明·胡濙《卫生易简方》）"颜面色斑，可水浸洗脸："治黦黵斑点，兼去瘢痕方：桃花一升，杏花一升。上件药，以东流水浸七日，相次洗面三七遍，极妙。（宋·王怀隐《太平圣惠方》）"

杏的药用价值主要在核仁。杏仁有甜杏仁和苦杏仁之分。甜杏仁以食用为主，苦杏仁供药用。中医认为杏仁性微温，味苦，能止咳平喘、润肠通便，可用于咳嗽痰喘、肠燥便秘等病证。但是在不少古书中，杏仁被看作是益智抗衰老的良药，如宋代耿焕（景焕）《野人闲话》记载：五代后蜀翰林学士辛士逊（一作辛夤逊）夜宿青城山道院，梦见皇姑对他说，只服用杏仁一味药，能使人聪明，老而健壮，心力不倦。每天盥漱完毕，放七枚于口中，慢慢脱去仁皮，再细嚼和津液一起咽下，持之以恒，一年必换血，令人轻健。据说辛士逊后来依方服用，果然步履轻健，思维敏捷，至老不倦。

杏仁尚有抗肿瘤作用。许多研究表明，肿瘤的发生往往与饮食有密切关系。联合国的一份调查资料显示，世界上癌症少发地区尽管很多，但巴基斯坦的罕萨则是独一无二的完全无癌症地区，而这一地区的饮食特点是杏仁历来是日常饮食的主要成分，即从杏仁中榨出的油是罕萨人的主要食用油。这到底是巧合呢，还是杏仁在起决定性的作用有待于人们作进一步的研究。

杏仁尽管药用价值大，但生用或过量食用易引起中毒症状：恶心呕吐，头昏头晕，肢体无力，呼吸困难，甚至昏迷。杏仁中毒的原因主要是杏仁所含的苦杏仁苷水解生成毒物氢氰酸的缘故，病情重者需送医院抢救，轻者可用杏树皮或杏树根煎服化解："根，主治食杏仁多，致迷乱将死，切碎煎汤服，即解。(《本草纲目》)"

1. 肺燥干咳

杏梨粳米粥：杏子2个，梨1个，粳米50g，冰糖适量。杏子去皮、去核，梨去皮、去心，两者均切成小块，与洗净的粳米混合，加水适量，煮成粥后，加冰糖调味，每日服1次。

2. 痔疮下血

杏仁粳米粥：杏仁10g，粳米100g，冰糖适量。杏仁去皮尖，捣碎，加水研，滤取汁，入米煮粥。临熟，加冰糖少许，空腹食。

3. 肠癌

杏仁绿茶：甜杏仁6g，绿茶1g。甜杏仁用冷开水快速洗净，打碎，放搪瓷杯中加水煮沸，冲泡茶叶，随饮随冲。

4. 高血压眩晕

杏仁菊花饮：杏仁6g，菊花6g。杏仁去皮尖，打碎；菊花洗净。二药加水，文火烧沸3～5分钟，取汁代茶饮。

5. 痤疮

杏仁蛋清糊：杏仁15g，捣极细，用鸡蛋清1只搅匀如糊，夜间涂敷面部，清晨用温水洗去。

杏林春暖千万家

6. 龋齿痛

杏仁止痛方：用杏仁1个，将杏仁在火上点着，吹灭后咬痛牙处，连续2～3次。

7. 失音

杏仁蜜丸：杏仁60g，去皮尖，研如泥，加蜂蜜炼为丸，每丸重3g，每服1丸，每日2次。

8. 便秘

杏仁桃仁汤：杏仁10g，桃仁10g，火麻仁15g。加水煎服，每日分2次服。

9. 胃寒痛

杏仁胡椒丸：杏仁5g，胡椒7粒，大枣7枚，黄酒5mL。前三药捣烂为丸，黄酒冲服，每日1次。

10. 白癜风

杏仁泥：杏仁27个，带皮、尖洗净。每日早晨将杏仁嚼碎成泥状，在患处用所嚼杏仁泥指抹揉搓，直至患处皮肤变成红色。每晚临睡前，可再做1次。

11. 不孕症

杏花桃花散：杏花30g，桃花30g。二药烘干，研为细末，每服3g，温开水送服，每日2次。

12. 溢泪症

杏叶汤：新鲜杏叶50g，煎汤，先熏后洗患眼，每日1次。

13. 血崩

杏树胶汤：杏树胶15g，柳枝条尖10个。加水煎服，每日分2次服用。

14. 跌打损伤

杏树枝汤：杏树枝 100 ～ 150g，黄酒 600mL。杏树枝切碎，微炒，加黄酒煎 15 分钟，去渣，分 2 次温服。

15. 杏仁中毒

杏树皮汤：杏树皮 60g，削去外面表皮，仅留中间纤维部分，加水 500mL，煮沸 20 分钟，过滤候温灌服。

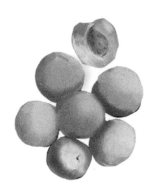

杏林春暖千万家

望梅止渴稳军心

"望梅止渴"的典故出自南宋刘义庆的《世说新语》，说的是东汉三国时期，魏武帝曹操带兵行军途中，由于天气炎热，又找不到水源，士兵口渴难耐，渐渐支撑不住了。为了安抚情绪，防止军心涣散，曹操灵机一动，想出了一个妙招，挥手传令道："大家不要停下行走的脚步，你们看，前面就是一大片梅林，树上长满了青色的梅子，酸酸的，甜甜的，马上可以解渴了。"士兵听罢，立马想起以前吃酸梅的情景，受到条件反射，个个口中都禁不住流出水来，解了一时之渴。这样军心得到了稳定，大军便快马加鞭，及时赶到了有水源的地方，为战争的胜利赢得了宝贵的时间。

士兵行军，汗出口渴，显然是体液消耗需要补充的一种生理反应，闻梅知酸而口中津液增多也许可能，但是否能够真正起到解渴作用则有待验证，因为一时口水增多，只是表明体液在人体中进行了重新分布，而实际的体液总量并没有丝毫增加。

梅，为蔷薇科李属落叶乔木，高达10米。单叶互生，叶片椭圆状宽卵形。春季先叶开花，有香气，花簇生，白色或淡红色。果实近球形，黄色或绿白色，被柔毛。核椭圆形，内有核仁。花期冬春季，果期5～6月。我国各地均有栽培，以长江以南各地最多。

梅原产我国，种植已有3000多年的历史，殷商时期的文献《尚书·说命》就将梅与盐并提，一酸一咸，作为做菜的调料使用："若作和羹，尔惟盐梅。"而2000年前的西汉，梅在上林苑的栽种已经形成规模，群臣将梅子作为名果上贡朝廷，正如汉代刘歆《西京杂记》所说："汉初修上林苑，群臣各献名果，有侯梅、朱梅、紫花梅、同心梅、紫蒂、丽友梅。"梅作为药用，则可能是稍后的东汉。

现代人种植梅树，并非完全是出于食用或药用，更多是用于观赏，因为梅花能在严寒之中先百花而开，与寒冬绿叶不凋的松、竹一样，傲霜凌雪，顽强不屈，相同的坚贞品质造就了"岁寒三友"的传世美名。

梅的药用部位颇多，果实、核仁、叶、花蕾、枝条、根均可入药，但以近成熟果实经熏焙加工而成的乌梅用途最广。乌梅味酸，性平，能敛肺止咳、涩肠止泻、生津止血、杀虫安蛔，可用于久咳不止、久泻久痢、尿血便血、崩漏恶阻、虚热烦渴、蛔虫腹痛、疮疡肿毒等病证。乌梅所治病证不少，但以治蛔虫病见长，如清代费伯雄《食鉴本草》记载："蛔虫上行，出于口鼻：乌梅煎汤频饮，并含之，即安。"东汉张仲景《伤寒杂病论》更以乌梅来命名治疗蛔虫病方子——乌梅丸，此方疗效卓著，至今沿用不衰。

乌梅除上述功效外，还有腐蚀恶肉的作用，不管恶肉是自身长出来的，还是继发于恶疮之后，乌梅治之，效果显著，如明代杜文燮《药鉴》说："如恶疮肉出，烧灰敷上，恶肉立尽。"明代李中梓《本草征要》也说："乌梅、白梅皆以酸收为功，痘愈后，有肉突起，乌梅烧敷，一日减半，两日而平。真奇方也。"现代研究发现，乌梅具有较好的抗肿瘤作用，临床医生已经将它广泛用于有癌变风险的胃息肉、大肠息肉、声带息肉等，亦用于预防恶性肿瘤的术后复发。

1. 久咳不止

乌梅诃子汤：乌梅 10g，诃子 10g，五味子 6g。加水煎服，每日分 2 次服用。

2. 过敏性哮喘

乌梅地龙汤：乌梅 10g，地龙 15g，葶苈子 10g（包煎）。加水煎服，每日分 2 次服用。

3. 糖尿病

乌梅葛根汤：乌梅 10g，葛根 15g，天花粉 30g。加水煎服，每日分 2 次服用。

4. 急性胃肠出血

乌梅大黄散：乌梅炭 30g，大黄 30g，乌贼骨 30g。混匀，烘干，研为细末。每服 6g，每日 3 次。

5. 复发性口腔溃疡

乌梅山楂汤：乌梅 15g，山楂 15g，甘草 15g。加水煎煮，取汁漱口，每日 3 ～ 4 次。

6. 久咳不止

乌梅百合粥：乌梅 10g，百合 10g，粳米 100g，冰糖适量。将乌梅水煎 2 次，取汁，混匀，加入洗净的粳米、百合，加水煮粥，调入冰糖即可食用，每日 1 次。

7. 妊娠呕吐

乌梅砂仁汤：乌梅 15g，砂仁 6g（后下），苏梗 10g。加水煎服，每日分 2 次服用。

8. 疰夏

乌梅绿豆汤：乌梅 25g，绿豆 150g，冰糖 50g。将乌梅用温开水洗净，绿豆洗净加水煮，至快烂时放入乌梅同煮，至酥烂时放入冰糖，即可食用。

9. 鸡眼

乌梅荔枝膏：乌梅 10g，荔枝肉 10g。二药捣烂，用水调成膏状，贴敷患处。

10. 小儿头疮

乌梅生油膏：乌梅 30g，烧灰细研，用生油调成膏状，涂于患处。

11. 顽固性疥疮

乌梅生油膏：乌梅 250g，加醋 1000mL，浸泡 2 日后装瓶备用。用时涂搽患处，每日 3 次。

12. 胃肠炎

青梅胶：新鲜青梅适量，去核，捣烂取汁，文火煎成胶状。每次 3g，每日 3 次，饭前服。

13. 梅核气

梅花玫瑰茶：梅花 3g，玫瑰花 3g。开水冲泡，代茶饮。

14. 瘰疬

梅花蛋：鸡蛋开 1 孔，放入梅花将开者 7 朵，封口，饭上蒸熟，去梅花食蛋，每日 1 个。

15. 胆囊炎

梅根姜黄汤：老梅树根 60g，姜黄 10g，金钱草 30g。加水煎服，每日分 2 次服用。

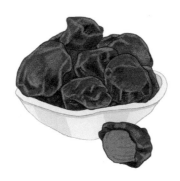

满园香雾琼浆橘

唐朝宰相牛僧孺所著《玄怪录》卷二中有橘仙的趣闻：传说四川巴邛一户殷实人家，拥有一片橘园，年年硕果累累，获利颇丰。一年秋天，橘树突然长出两只巨橘，硕大无比。剖开一看，橘内无瓤无籽，只见两位老叟端坐其中，相对做着象棋游戏，谈笑风生，棋兴正浓。有人叩问：橘中弈棋，感受如何？老叟中的一位答道：比商山隐居的东园公唐秉、夏黄公崔广、绮里季吴实、用里先生周术四皓的逍遥自在有过之而无不及，可惜的是橘遭人采，不能长此以往耳！棋戏之后，两位老人与旁人分享餐饮，驾驭游龙，腾空而去，从此人们再也不知橘仙之所终。橘仙走后，留给人们的美好记忆便是棋与橘的结缘，你是否有所听闻，弈棋的娱乐又称"橘中乐""橘中趣""橘中戏"？或许棋迷们对明朝朱晋桢辑录的象棋棋谱《橘中秘》可能还记忆犹新。

橘，又称黄橘，为芸香科柑橘属的常绿小乔木或灌木，高 3～4 米。叶互生，叶片披针形或椭圆形。花丛生或单生，花瓣白色或带淡红色。柑果近圆形或扁圆形，未熟时青绿色，成熟时橙黄色或淡红黄色，内有肾形囊瓣。种子卵圆形，黄白色。花期 3～4 月，果期 11～12 月。主要分布于福建、四川、浙江、广东、广西、安徽等地。本植物的果实、果皮、种子、根均可入药。

橘自古盛产我国，《尚书·禹贡》记载：公元前 2000 年左右的夏禹时代，橘子在人们心目中是一种珍贵水果，进贡帝王的果品中，少不了有精制包装的橘子，所谓"厥包橘柚锡贡"。

公元前 3 世纪，荆山、纶山、铜山、葛山、贾超之山和洞庭之山等广大地区，橘树的栽培已成一定规模，故《山海经》说："其地多柤、栗、橘、柚。"西晋时，四川成都种橘之风盛极一时，家家户户几乎都辟有橘园，当时左思《蜀都赋》中所描述的"家有盐泉之井，户有橘柚之园"便是明证。种橘确是一举两得的美事，一可以美化环境，二能带来丰厚的经济收入。据司马迁《史记·货殖列传》描述，当时蜀汉江陵等地，种植千株橘者，其收益能与千户侯的俸禄相比拟。

橘树青枝绿叶，橘花芳香四溢。每值深秋时节，或红或黄或橙的累累果实缀满枝头时，鲜艳的色彩在青绿杆叶的衬托下，更显得灿然夺目："一年好景君须记，正是橙黄橘绿时。（宋·苏轼《赠刘景文》)"对橘情有独钟的苏轼而言，诗中所赞美的不仅仅是橘果滋味的甘美，更重要的是它给大自然点缀出优美景色和宜人环境。难怪老人晚年寓居常州时，筹建橘园一直是件令他魂牵梦萦的心事。可惜老人此愿未偿，便匆匆告离了人世。

橘子清香多汁，味美可口，苏轼将自己吃橘情形生动地描述为："香雾噀人惊半破，清泉流齿怯初尝"（《浣溪沙·咏橘》)。橘肉营养丰富，测试显示，每100g可食部分中，含蛋白质0.9g，碳水化合物12g，还含有钙25mg，磷15mg，铁0.2mg，胡萝卜素0.55mg，以及维生素B_1、维生素B_2、维生素C和烟酸等，但性偏温热，热量较高，过食容易上火而出现口角生疮、咽喉疼痛等病证，故不宜多食。

人们品尝橘子美味的时候，也许对橘皮会不屑一顾、弃之如敝屣，而一旦充分了解橘皮在医学上的神奇功用时，又会为之惋惜。橘皮性温，味辛、苦，能行气健脾、燥湿化痰、降逆止呕，可用于脘腹胀痛、不思饮食、气逆喘咳、痰多而稀、呃逆呕吐等病证。橘皮的疗效以陈久者佳，故中医处方上橘皮习称陈皮。

1. 妊娠腹冷下血

陈皮粥：陈皮25g，苎麻根30g，高良姜9g，粳米100g。前三味共研细末，每取15g，水煎取汁与粳米煮粥，放入食盐少许调味。早晚空腹温服。

满园香雾琼浆橘

2. 回乳

陈皮煎：陈皮 30g，柴胡 10g。加水煎服，每日 1 剂，连服 2～3 日，可以断乳。

3. 口臭

橘皮茶：橘皮 30g，绿茶 3g。二药放杯内沸水冲泡，覆盖 5 分钟后饮用，不拘时。

4. 胃寒呕吐

姜橘茶：橘皮 10g，生姜 6g，洗净切丝，加水适量，煎汤取汁，去渣，趁温饮之。

5. 消化不良

陈皮酒：陈皮 50g，白酒 500mL。陈皮浸白酒内 7 日即成，每饮 1 小杯，每日 2～3 次。

6. 冻疮

橘皮膏：蜜橘皮适量，凡士林少许。将蜜橘皮烤焦，研为细末，用凡士林调成膏状，涂患处。

7. 咳嗽痰多

橘红茶：橘红（外层橘皮）10g，茯苓 15g，生姜 5 片。共煎取汁，去渣，代茶饮。

8. 老人便秘

橘红杏仁汤：橘红 10g，杏仁 10g，桃仁 10g。加水煎服，每日分 2 次服用。

9. 肋间神经痛

橘络当归汤：橘络 3g，当归 3g，红花 3g，黄酒少许。加水同煎，取汁饮服，每日分 2 次服用。

10. 酒糟鼻

橘核核桃糊：橘核 3g，核桃肉 1 枚。烘干，共研细末，取少许，以温酒调敷患处。

11. 乳痈

橘核鹿角汤：鲜橘核 10g，鹿角片 10g（先煎），米酒少许。加水煎服，每日分 2 次服用。

12. 乳房小叶增生

橘核叶皮汤：橘核 15g，青橘叶 15g，青橘皮 15g，黄酒少许。加水同煎，取汁饮服，每日分 2 次服用。

13. 经期乳房胀痛

橘叶苏梗茶：鲜橘叶 20g，苏梗 10g，红糖 15g。将三味放入保温杯中，开水泡 15 分钟，代茶饮。

14. 胃脘胀痛

橘花茶：橘花 3g，红茶 3g。于 4 月底收集橘花，晒干备用。用时以白开水冲泡，代茶饮，每日 1 剂。

15. 疝气疼痛

橘根茱萸汤：橘根 15g，吴茱萸 6g，小茴香 10g。加水煎服，每日分 2 次服用。

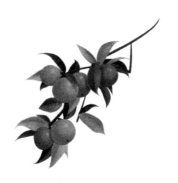

五月枇杷正满林

"五月天气换葛衣，山中卢桔黄且肥；鸟疑金弹不敢啄，忍饥空向林间飞。"这是近代海派画家吴昌硕在所绘一幅《枇杷小鸟》图上的题画诗。意思是在天气转暖，人们脱下棉衣，换上丝麻单衣的季节，山里的卢桔（即枇杷）成熟了，小鸟怀疑是金弹不敢啄食，忍饥挨饿地飞向树林深处躲避去了。可惜自以为聪明的小鸟太小心翼翼，错过了佳果美味呀！诗意风趣，给画作平添了无限情趣。

无独有偶，明代大画家沈周收到好友送来的一箱枇杷，上有附函将"枇杷"写成了"琵琶"。沈周将错就错，戏答谢云："承惠琵琶，开奁视之，听之无声，食之有味，乃知古来司马挥泪于江干，明妃写怨于塞上，皆为一啖之需耳。嗣后觅之，当于杨柳晓风、梧桐夜雨之际也。（清·褚人获《坚瓠集·首集·卷之三》）"其实枇杷是因树叶"大叶耸长耳"，形似古代乐器琵琶而得名。友人故意以谐音借用，沈周也就顺其自然作风趣之答谢，使画坛又添一段佳话。

枇杷，为蔷薇科枇杷属常绿小乔木，高约 10 米。小枝粗壮，黄褐色。叶片革质，披针形、倒披针形、倒卵形或长椭圆形，表面有灰棕色绒毛。圆锥花序顶生，花瓣白色，长圆形或卵形。果实球形或长圆形，黄色或橘红色。种子球形或扁球形，褐色，光亮。花期10 ～ 12 月，果期 5 ～ 6 月。常栽种于村边、平地或坡边。分布于江苏、浙江、安徽、福建等多个省份。本植物的果实（枇杷）、花、种子（有毒，慎用）、根、叶、树干的韧皮部（枇杷木白皮）均可入药。

枇杷原产我国，有悠久的栽种历史，西汉时，司马相如在《上林赋》中就有"枇杷十棵"的记载。枇杷最初是在四川夹江县发现，后来逐渐引种到南方各地。枇杷的果实，称枇杷，又称卢桔、金丸，为我国南方特有的果品。枇杷按果肉颜色不同，可分为白肉枇杷（白沙枇杷）和红肉枇杷（红沙枇杷）两类，前者果肉乳白色或淡黄色、淡橙黄色，肉质细嫩，汁多味甜；后者果肉橙红或橙黄色，肉质紧坚，浓郁酸甜。枇杷含有多种营养素如果糖、脂肪、蛋白质、胡萝卜素、苹果酸、柠檬酸和其他微量元素等，芳香可口，营养丰富，是水果中的珍品，既可鲜食，又可制成罐头、果酒、果浆、果膏等。中医认为枇杷味甘、酸，性凉，能生津止渴、润肺下气，可用于咽喉干涩、燥咳无痰，如《本草征要》说："此果主降、能润，故咽喉不利、口舌干燥者，用之甚宜。"清代徐大椿《药性切用》也说："枇杷肉，甘酸性平，润肺定咳，止渴除烦。"

枇杷叶为枇杷树的叶片，味苦性凉，《滇南本草》将它的功效归纳为"止咳嗽，止喘促，消痰"，认为枇杷叶擅长治疗顽痰阻塞气道引起的咳嗽气喘，书中把这种难治的咳喘形象地比作一种黏痰在气道内被丝线牢牢牵制着，呼之不出，吸之不入，只能随呼吸产生的气流而作上下浮动，宛如拉锯来回移动一样，会伴随着吼喘之声的发出，而枇杷叶的作用就像一把刀，可深入气道，"能斩断顽痰丝，消散吼喘气促"，故枇杷叶一直被看作是治疗顽痰咳喘的对症良药而被广泛使用。枇杷叶治咳在民间用得很多，所要注意的是使用时必须刷掉叶片上附着的浓密绒毛，否则止咳不成反而加重病情，故唐代苏敬《新修本草》注云：用枇杷叶要"布拭去毛，毛射人肺，令咳不已"。

1. 妊娠呕吐

枇杷姜汁饮：枇杷 150g，姜汁适量。将枇杷去皮、核，榨汁，与姜汁混合均匀饮服，每日 2～3 次。

2. 肺结核

藕百枇杷汤：鲜藕 100g，百合 30g，枇杷 30g，白糖适量。将鲜藕去皮、节洗净，切片；枇杷去皮及核，与百合同放锅中，武火煮沸后，文火炖至烂熟，白糖调味服食。

3. 燥咳无痰

枇杷银耳羹：新鲜枇杷 150g，银耳 10g，白糖 30g。银耳用温水泡发，洗净，入碗内加水蒸熟；枇杷去皮核，切成小片，锅内放清水烧开，下银耳，待沸放入枇杷片和白糖，糖溶化后烧沸，装入汤碗。

4. 痤疮

枇杷薏苡粥：鲜枇杷（去皮）60g，薏苡仁 600g，鲜枇杷叶 10g。将枇杷洗净，去核，切成小块；枇杷叶洗净，切成碎片。先将枇杷叶放入锅中，加清水适量，煮沸 15 分钟后，捞去叶渣，加入薏苡仁煮粥，待薏苡仁烂熟时，加入枇杷果块，拌匀煮熟即成粥。

5. 鼻衄不止

枇杷叶散：枇杷叶去毛，烘焙，研末，贮瓶备用。用时取药末 3 ～ 6g，温开水送服，每日服 2 次。

6. 小儿麻疹

杷叶桑根汤：枇杷叶 15g，桑根白皮 15g，生石膏 15g（先煎）。水煎去渣，加冰糖适量，每日 2 ～ 3 次分服。

7. 小儿吐乳

杷叶丁香散：枇杷叶 0.3g，母丁香（丁香果实）0.3g。二药共研细末，涂于乳头上，令乳儿吮吸。

8. 声音嘶哑

杷叶竹叶汤：鲜枇杷叶 30g，淡竹叶 15g，木蝴蝶 3g。加水煎服，每日分 2 次服用。

9. 口臭

枇杷佩兰汤：枇杷叶 10g，佩兰 10g，薄荷 3g。水煎代茶，每日不拘时服。

10. 酒糟鼻

杷叶栀子散：枇杷叶 30g，栀子 30g。烘干，共研细末，每次 6g，以温开水调服，每日 3 次。

11. 关节疼痛

鲜枇杷根汤：鲜枇杷根 120g，猪脚 1 只，黄酒 250mL。加水炖服，每周 1 次。

12. 糖尿病

杷根葛根汤：枇杷根 30g，葛根 15g，桑叶 10g。加水煎服，每日分 2 次服用。

13. 黄疸

杷根茵陈汤：枇杷根 120g，茵陈 30g。水煎加红糖适量温服，每日 1 次，连服 4～5 日。

14. 伤风感冒

杷花辛夷散：枇杷花 18g，辛夷 18g。烘干，共研细末，每次 6g，用酒送服，每日 2 次。

15. 瘰疬

枇杷核仁糊：枇杷核仁晒干，研为细末，用热酒将其调成糊状，外敷患处。

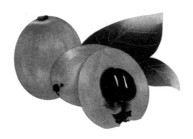

杨梅堆盘更有香

宋朝诗人杨万里有诗赞杨梅道:"梅出稽山世少双,情知风味胜他杨;玉肌半醉生红粟,墨晕微深染紫裳。火齐堆盘珠径寸,醴泉绕齿柘为浆;故人解寄吾家果,未变蓬莱阁下香。"诗中的故事在南北朝刘义庆《世说新语》中记载说:梁国杨氏有子名叫杨修,聪颖过人,九岁那年,其父之友孔君平来访,正巧他父亲外出,于是他就拿出几盘水果招待客人,其中有一盘杨梅,孔君平指着杨梅说:"这才是真正的杨家水果吧!"杨修听了就接着说:"没有听说孔雀是你家的禽鸟啊!"杨万里把杨梅风趣地比作"吾家果"而自豪;稚子杨修将杨梅否定为"杨家果"而表现机智聪明传为佳话。

杨梅,又名朹子、圣生梅、白蒂梅、椵梅,为杨梅科杨梅属常绿乔木,树高可达 12 米。树冠球形。单叶互生,长椭圆或倒披针形。花雌雄异株,雄花序圆柱形,黄红色;雌花序卵状长椭圆形。核果球形,果肉由许多细小囊状体组成,未成熟时呈绿色,成熟呈深红色或紫红色;内果皮坚硬,内含种子 1 枚。花期 4 月,果期 6 ~ 7 月。我国东南各省均有栽培,其中以浙江分布最广,品种最多。

杨梅原产我国,栽培历史久远,杨梅的优良品种和杨梅制作的果酒,在汉代东方朔《林邑记》中有过生动的描述:"邑有杨梅,其大如杯碗,青时极酸,熟则如蜜。用以酿酒,号为梅香酎,甚珍重之。"杨梅与酒是一种极佳的搭配,因为杨梅能解酒毒、止酒吐:"下酒,干作屑,临饮酒时服方寸匕,止吐酒。(宋·唐慎微《证类本草》)"故南方流行的用于防止中暑吐泻的杨梅浸酒（杨梅烧酒），既可用于治病，又可减少酒对人体产生的毒副作用，可谓一举两得。

杨梅果汁丰富，鲜食为优，如明代杨循吉的《初食杨梅》诗，以其优美的笔调将食客们初尝杨梅时的情景，栩栩如生地展现在读者面前："初间生酸带青色，次见熟从枝上落。吴侬好奇不论钱，一味才逢倾倒橐。……满盘新摘恣狂啖，十指染丹如茜着。"杨梅也可加工成各种制品如干果、果酱、果汁、罐头等长期保存："南人腌藏为果，寄至北方。（《本草纲目》）"很显然，在交通不发达的古代，北方人若想品尝杨梅的滋味，也只能是一些腌制品而已。

杨梅性温，味甘、酸，能生津解渴、和胃消食，主治消渴、吐泻、痢疾、腹痛。可鲜用、干用，或烧灰用，只是剂量不宜过重，素体火旺者尤当注意，否则便有出血之虞。正如清代张璐《本草逢原》记载："杨梅能止渴除烦，烧灰则断痢，盐藏则止呕哕消酒。但血热火旺人不宜多食，恐动经络之血而致衄也。"除果肉外，杨梅的树叶、树皮、根皮以及核仁也供药用。

1. 中暑

杨梅酒：杨梅适量，置容器中，加白酒，以浸没杨梅为度，5 日后即可食用。夏日饮酒食杨梅，可以预防中暑。

2. 风寒感冒

杨梅紫苏茶：酸杨梅 500g，鲜紫苏 50g，加食盐适量，腌制 1 周后晒干封藏。用时取少许放茶杯内，沸开水冲泡，当茶饮用。

3. 胃脘疼痛

盐卤杨梅：杨梅用盐卤浸泡 3 ～ 5 日，每次食 4 ～ 7 枚，每日 2 ～ 3 次。

4. 头痛不止

杨梅搐鼻散：未成熟青杨梅若干，晒干，去核研末备用。头痛发作时，取药末少许，置鼻孔下，吸入鼻内取嚏。

5. 干咳久咳

杨梅蜜汁：杨梅 2000g，蜂蜜适量。杨梅捣烂滤出汁水，放砂锅中煮沸，加蜂蜜和水再煮沸。每服 1 汤匙，每日 2 次。

6. 食欲不振

杨梅糕：鲜奶 250mL，熟猪油 200g，白糖 250g，杨梅 20 个，面粉 50g，鸡蛋 4 个。杨梅用淡盐水洗净，榨汁。拿容器一个，加入面粉、白糖、牛奶，打入鸡蛋，加入猪油、杨梅汁、清水，搅匀，制成稀稠适中的糊状。容器上笼屉，蒸 45 分钟，熟透后取出。凉后切块，放入电烤炉，烤成金黄色，即可食用。

7. 呃逆

杨梅丁香汤：盐渍杨梅 10g，丁香 3g，柿蒂 10g。加水煎服，每日分 2 次服用。

8. 口干

杨梅玉竹汤：新鲜杨梅 30g，玉竹 10g，天花粉 15g。加水煎服，每日分 2 次服用。

9. 鼻息肉

杨梅明矾糊：新鲜杨梅 1 个，明矾 1g。将杨梅连核捣成糊状，加明矾再捣匀，取少许敷于鼻息肉上。

10. 溃疡性角膜炎

杨梅叶塞鼻团：杨梅叶适量，揉软塞鼻内，左侧眼病塞右鼻，右侧眼病塞左鼻。

11. 痔疮出血

杨梅炖老鸭：杨梅根皮 120g，老鸭 1 只，食盐、料酒、生姜各适量。杨梅根皮煮汤，取汁；老鸭洗净，切块。将老鸭块、食盐、料酒、生姜放入汤汁中，炖熟。喝汤吃鸭。

12. 牙痛

杨梅鸡蛋汤：杨梅根皮20g，水煎，去渣，以汁煮2个鸡蛋，至蛋熟。先食蛋，后喝汤。

13. 跌打损伤

杨梅韭汁膏：杨梅树皮适量，研为细末，用韭菜汁、酒调成糊状，敷于患处，用纱布包扎。

14. 臁疮

杨梅树皮汤：杨梅根皮90g，加水煎煮，取汁内服；再取根皮适量，加水煎煮，用汤汁外洗患处。

15. 痢疾

杨梅树皮散：杨梅树皮适量，烧炭存性，研末。每次3g，每日2～3次，糖开水送服。

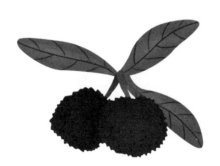

杨梅堆盘更有香

橄榄苗壮脱贫时

乾隆年间，姑苏名医叶天士无论何种疑难杂症，一经他诊治，无不药到病除，妙手回春。因而求医者络绎不绝。有一天，他乘轿出诊，路旁有一位同乡中年人等候多时，向叶天士作揖求医。叶天士向来乐善好施，遂命停轿在路边为他诊视，颇觉奇怪，便问道："君六脉均调，并无病症呀？"乡人回道："早听说叶公善治奇疾，故特恭候求治，我患的乃是贫穷病。"叶天士看这中年汉子很诚实，身体也壮，可能是因懒惰谋生困难，遂动了恻隐之心，一口答应给他治疗。

当时正是新春佳节过后，苏州风俗，常用橄榄茶待客，名为"元宝茶"，以祝今年大发之意。橄榄核人皆弃之，叶天士却命他捡核种之，多多益善，待苗苗壮时速来告知。嘱毕复乘轿出诊，乡人遵嘱苗壮时急告叶公。从此，叶天士给人诊病，药方中必用橄榄苗，病家求苗必到乡人处购买，买的人越来越多，苗大有供不应求之势，苗价随之上涨，经一年多时间的勤劳育苗，乡人遂脱贫成小康之家矣！

看来叶天士不但精于治病，而且善于治贫。同乡中年人经叶公略施妙计，便变懒惰为勤劳，脱贫致富终成小康之家，又为杏林留下一段佳话。

橄榄，又名青果、青子、青橄榄，为橄榄科橄榄属常绿乔木，高可达10米以上。奇数羽状复叶互生，小叶长圆状披针形。圆锥花序顶生或腋生，花瓣白色，芳香。核果卵形，初时黄绿色，后变黄白色，两端锐尖。果核梭形而硬，内有种仁。花期5～7月，果期8～10月。

我国南部各省多有栽培。本植物的果实（橄榄）、果核（橄榄核）、果仁（橄榄仁）、根（橄榄根）均可入药。

橄榄为我国特有的水果之一，早在汉武帝时，我国南部已有种植。由于传播不广，多数地区难以觅见，故人们往往把它视为奇草异木，如我国古代最早专门讲述城市都邑内容的历史典籍、汉代的《三辅黄图》就说："汉武帝元鼎六年破南越，起扶荔宫，以植所得奇草异木，有橄榄百余本。"

橄榄的口味与其他水果相比，有其独特之处，那就是初尝与回味迥异。初入口时，酸苦而涩，但细嚼之后，满口生香，甘如饴糖，正如宋代苏东坡《橄榄诗》所说："纷纷青子落红盐，正味森森苦且严；待得微甘回齿颊，已输崖蜜十分甜。"橄榄这种先苦后甜的特别韵味，使人常想起"忠言逆耳，世乱思之"的哲言，因此，橄榄又有"谏果""忠果"的美名。

橄榄按果肉成熟时的颜色不同，可分为白榄和乌榄两种。白榄香甜少涩味，通常鲜食；乌榄苦涩难耐，多制成干果蜜饯食用，如香草橄榄、糖渍橄榄、盐渍橄榄等。橄榄果肉含蛋白质、脂肪、糖类、钙、磷、铁等矿物质和多种维生素，其中钙的含量特别高，每100g果肉含钙204mg，故食用橄榄对儿童骨骼发育和孕妇保健十分有益。

橄榄味甘、酸、涩，性平，能清肺消痰、生津止渴、解毒利咽，可用于咳嗽痰血、咽痛口臭、暑热烦渴、醉酒昏闷、鱼骨鲠喉、鱼蟹中毒等病证，如明代陈嘉谟《本草蒙筌》记载："采之咀嚼，满口生香；开胃、消酒食甚佳，止渴解鱼毒益妙。喉中鱼鲠，汁咽亦除。若煮饮之，并解诸毒。"

橄榄核功用与橄榄略同，善治诸鱼骨鲠。唐代甘伯宗《名医录》载：吴江一位富人，食鳜鱼时不慎被骨鲠住，上下不能，痛苦不堪，呻吟之声震动四邻。半月来饮食难进，身形不像活人。这时碰巧遇上渔夫张九。张九说："我家有一说法世代相传，即用橄榄木制作的捕鱼工具棹篦，鱼触着即浮出，鱼最惧橄榄，因此橄榄可治食鱼中毒。现在你为鱼骨所鲠，说不定也可用橄榄食治。"因当时季节已过，未能找

橄榄苗壮脱贫时

到橄榄果，张九就吩咐以核代果：橄榄核研末，用急流水调服。患者服后果然骨下而愈。

1. 细菌性痢疾

橄榄粥：橄榄 10 枚，粳米 50g。先将橄榄加水煮开后，再将淘净的粳米入锅同煮成粥，每日 2 次。

2. 慢性喉炎

橄榄茶：橄榄 5～6 枚，冰糖适量。沸水冲泡，代茶频饮。

3. 流行性脑膜炎

橄榄萝卜茶：橄榄 6 枚，萝卜 250g。洗净，水煎，取汁，代茶饮。

4. 急性扁桃体炎

橄榄酸梅汤：鲜橄榄（连核）60g，酸梅 10g，白糖适量。洗净，稍捣烂，加清水 3 碗煎成 1 碗，去渣加白糖调味饮。

5. 湿疹或漆疮

橄榄汤：鲜橄榄 1000g，捣烂，加水适量煎，使药液呈青色为度，用消毒棉花吸药液敷患处，每日 1～2 次。

6. 麻疹

橄榄梅花汤：青橄榄 5 个，梅花瓣 9g。二药共同打碎，水煎服。

7. 鱼蟹中毒

橄榄苏叶汤：橄榄 5 个，苏叶 15g，生姜 10g。加水煎服，每日分 2 次服用。

8. 血崩

橄榄地黄汤：鲜橄榄 60g，生地黄 30g。加水煎服，每日分 2 次服用。

9. 急性胃肠炎

橄榄炭：橄榄或橄榄核 15g，烧存性，研末，温开水冲服。

10. 疝气

榄核荔核茶：橄榄核炭 6g，荔枝核 10g。二药共同打碎，沸水浸泡，代茶饮。

11. 醉酒口干

橄榄核仁汤：橄榄核仁 6g，葛花 6g，葛根 15g。加水煎服，每日分 2 次服用。

12. 痔疮出血

橄核槐花汤：橄榄核炭 6g，槐花 30g，地榆炭 30g。加水煎服，每日分 2 次服用。

13. 手足麻木

榄根天麻汤：鲜橄榄根 60g，天麻 10g，细辛 3g。加水煎服，每日分 2 次服用。

14. 筋骨酸痛

橄榄根酒汤：鲜橄榄根 120g，黄酒 120mL。加水煎服，每日分 2 次服用。

15. 癫痫

榄根郁金汤：橄榄根 30g，郁金 10g，全蝎 3g。加水煎服，每日分 2 次服用。

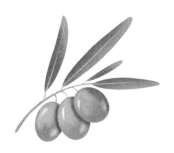

红潮登颊醉槟榔

　　刘穆之是南朝刘宋开国皇帝刘裕的大臣，据唐代李延寿《南史·刘穆之传》记载：刘穆之年少之时，家境贫寒，每当有聚餐，便会放开肚子，大吃大喝，吃相很差。后来与江氏结了婚，知道妻兄家比较富裕，总是找理由去那里饱饱口福，虽然经常受到羞辱，但脸皮很厚，从来不当一回事。有一次，江家有喜事相庆，亲朋好友都受到邀请，唯独没有请他。可消息灵通的他还是厚着脸皮，不请自来。由于进食过猛，饱餐之后，刘穆之腹胀难受，便向江氏兄弟索要能够助消化、消食积的槟榔，江氏兄弟看到他吃得满进满出的模样，又好气，又好笑，便讥笑他说道："你家条件不好，经常食不果腹，怎么用得上消积的槟榔？"听到此语，站在一边的江氏颜面尽失，恨不得直接钻进地缝里去。为了挽回面子，江氏瞒着丈夫剪下长发去换钱，精心准备了一桌美味佳肴请兄弟前来品尝，以示家中并不贫穷。自那时起，江氏再也不敢在丈夫面前梳头，怕"东窗事发"。星换斗移，时过境迁，后来刘穆之受到了刘裕器重，平步青云，竟当上了丹阳尹的官。在喜庆的日子里，他盛情邀请江氏兄弟前来赴宴，酒足饭饱之后，特地让厨人用金盘子端了一满盘槟榔上来，让江氏兄弟尽情享受。刘穆之如此之精心安排到底是不计前嫌呢，还是让人难堪，这就不得而知了。

　　槟榔，为棕榈科槟榔属乔木，高 10 ～ 18 米，不分枝。叶落后形成明显的环纹，叶顶端丛生，羽状复叶，小叶披针状线形或线形。花序着生于最下一页的叶基部，长倒卵形，花单性，雌雄同株。坚果卵圆形或长卵圆形，每年开花两次。花期3～8月，冬花不结果；果期12月至翌年6月。分布于海南、广西、云南、福建、广东、台湾等地。本植物的种子（槟榔）、未成熟果实（枣槟榔）、果皮（大腹皮）、雄花蕾（槟榔花）、根均可入药。

槟榔，又指该植物的种子，其取名与宾、郎有关，宾与郎都是贵客之称。我国岭南一带的习俗，接待或结交贵客与高朋，一定得先呈上槟榔，以表示自己的诚意；若一时疏忽而忘呈槟榔，则有可能带来不必要的猜疑和麻烦。槟榔命名的另一种说法是槟与榔是同一植物的两个不同的品种：凡果实尖长而有紫色纹理者，叫做槟；果实圆大而短者，称为榔。按照古人的说法，榔药力大而槟药力小。但是现在已不作这样的细分，只是把果实状如鸡心，内实不虚，切开能见到锦纹的，看作是槟榔中的佳品。

槟榔药食两用，闽、广、海南等地的人们有把槟榔当作果品生食的习惯，文献记载，这与当地的潮湿气候有关，潮湿之地多瘴疠，槟榔有消积滞、化水湿的作用，用之可防病于未然，所谓"不食此无以祛瘴疠"。槟榔的食用方法是：将种子切片蘸蛎灰，用蒌叶裹嚼，细尝那苦味、涩味，直到浑身发热，额冒汗珠，脸颊和双唇露红似醉酒。清代《崖州表》中有咏槟榔药效诗："荡涤心胸百瘴开，青囊炫耀此良材，消融我本无渣滓，肺腑曾从饮水来。"

槟榔食用，具有神奇的双相调节作用，南宋罗大经《鹤林玉露》将其归纳为四点：一曰醒能使之醉，盖食之久，则熏然颊赤，若饮酒然，苏东坡所谓"红潮登颊醉槟榔"也；二曰醉能使之醒，盖酒后嚼之，则宽气下痰，余醒顿解，朱晦庵所谓"槟榔收得为祛痰"也；三曰饥能使之饱，盖空腹食之，则竟然气盛如饱；四曰饱能使之饥，盖饱后食之，则饮食快然易消。

槟榔，又名宾门、洗瘴丹、大腹子、仁频，味苦、辛，性温，能驱虫消积、下气行水、除痰截疟，可用于食积虫积、脘腹胀痛、脚气水肿、痰喘疟疾等病证。槟榔有生用与熟用之别，凡疾病急而重，应当生用；疾病缓而轻，应该炒过用或醋煮过用。

红潮登颊醉槟榔

需要注意的是，槟榔大量咀嚼容易引发口腔癌，应尽量避免过量食用。

1. 肠道寄生虫症

槟榔粥：槟榔 60g，粳米 50g。将槟榔加水煎汤取汁，放入粳米，再加水煮成稀粥，每日下午温热服。

2. 食积腹痛

槟榔莱菔茶：槟榔 10g，炒莱菔子 10g，橘皮 6g，白糖适量。将整个槟榔打碎，同莱菔子、橘皮煎汤取汁，入白糖，代茶温饮。

3. 呃逆

槟榔散：槟榔研极细末，每取 3g，温开水调匀，每日 3 次口服。

4. 胃病泛酸

槟榔橘皮散：槟榔 120g，橘皮 60g，上药细捣为散，空腹时，用生蜜汤送服 3g。

5. 大小便不通

槟榔水磨粉：槟榔至大者半枚，用麦门冬煎汤水磨 3g，冲热开水，趁热服之。

6. 脚气

槟榔陈皮汤：槟榔 10g，陈皮 10g，紫苏叶 10g。加水煎服，每日分 2 次服用。

7. 耵耳出脓

槟榔吹耳散：槟榔研为细末，取少许吹入患耳中。

8. 小儿头疮

槟榔涂头膏：槟榔适量，水磨，以纸衬，晒，以生油调涂之。

9. 臁疮

槟榔连香散：槟榔 30g，黄连 30g，木香 30g。共研细末，用时将干燥的药末撒于疮面，用纱布包裹，每日 1 次。

10. 瘿瘤初起

槟榔海藻丸：槟榔 90g，海藻 60g，昆布 90g。共研细末，用蜜调丸，常含 1 丸咽津。

11. 肾炎水肿

腹皮猪苓汤：大腹皮 15g，猪苓 30g，半枝莲 30g。加水煎服，每日分 2 次服用。

12. 妊娠浮肿

大腹皮散：炙大腹皮 3g，炒枳壳 3g，炙甘草 3g，赤茯苓 9g。共研为细末，每服 6g，浓煎，葱白汤调下，不拘时候。

13. 胸膈满闷

枣槟榔汤：枣槟榔 10g，香附 10g，代代花 10g。加水煎服，每日分 2 次服用。

14. 慢性肠炎

槟榔根果散：槟榔根 30g，枣槟榔 30g。烘干，共研细末，每服 3g，每日 2 次，温开水服。

15. 咳嗽

榔花猪肉汤：槟榔花 3～10g，猪肉 100g，食盐、生姜适量。共炖，喝汤吃肉，每日 1 次。

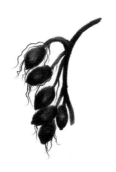

木瓜飘香小溲急

据清代汪昂《本草备要》记载：有位达官贵人，平素酷爱木瓜的芬馥之气。有一次，他坐船途经南京，见当地有叫卖木瓜的，就派人买了数百颗放在船中。于是香伴船行，漂流而去。不久，船上乘客就觉得小腹胀急，欲尿不能。医生用通利小便的药治之，但百试不效。后来一位叫郑奠一的郎中被请来诊视。郑郎中医术高超，一踏上船弦，便闻到扑鼻而来的木瓜芳香，顿然醒悟，笑着说："这算不上什么病，也不必用药，只须搬去船上的木瓜，病自然会好。"主人听罢，虽疑信参半，但想到尿闭的痛苦，也只得忍痛割爱，将船上木瓜尽弃江中。说也奇怪，仅片刻工夫，船客的病在不知不觉中消失了。

木瓜在一些古医书中被视为酸涩收敛之品，过量食用可能导致排尿困难，甚至尿闭。这则故事描述了人们仅闻及木瓜香气便成癃闭之证，显然夸大了木瓜的酸收作用。

木瓜，又名楙、皱皮木瓜、贴梗木瓜，为蔷薇科木瓜属的落叶灌木，高约2米。枝条直立展开，有刺；小枝圆柱形，无毛，紫褐色或黑褐色。叶片卵形至椭圆形、细长椭圆形状披针形。花先开放，数朵簇生，花瓣倒卵形或近圆形，猩红色、稀淡红色或白色。果实球形或卵球形，黄色或带黄绿色，味芳香。花期3～5月，果期9～10月。有栽培，亦有野生。

木瓜分布于我国华东、华中及西南各地，产地各不相同，质量参差不齐。对各地木瓜优劣的评判，历来也是仁者见仁、智者见智，譬

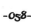

如近代名医曹炳章《增订伪药条辨》说："产地首推浙江淳安县，名淳木瓜，最佳，外皮似皱纱纹，色紫红，体坚结，肉厚，心小个匀。"宋代药物学家寇宗奭《本草衍义》则说："今人多取西京大木瓜为佳，其味和美。至熟止青白色，入药绝有功。"但比较公允的看法是产于安徽宣城的宣木瓜，清香扑鼻，质量最优，南宋文学家陆游有诗赞曰："宣城绣瓜有奇香，偶得并蒂置枕旁。六根互用亦何常？我以鼻嗅代舌尝。"

需要注意的是，现在市面上流行着一种热带水果番木瓜，原产南美洲，17世纪传入我国，它是番木瓜科番木瓜属植物番木瓜的果实，并非蔷薇科木瓜的一个品种，但水果店里也简称作"木瓜"，这样就造成了概念的混乱。

木瓜为我国特产，周朝以来就有栽培，《诗经·卫风》有"投我以木瓜，报之以琼琚"，说明当时已经把木瓜当作人与人之间相赠送的礼品。木瓜也是一种观赏性植物，早春开花，花色艳丽；秋日结果，果香四溢。前人有诗曰："老去不须金锡杖，兴来愿得木瓜香。"

俗话说："梨百损一益，楸百益一损"，说明木瓜对人体益处之大。木瓜果实含有苹果酸、酒石酸、枸橼酸等大量有机酸和胡萝卜素、维生素C、皂甙、鞣质、果胶、黄酮类以及多种氧化酶。鲜果酸涩，一般不作生食，如清代汪灏《广群芳谱》说："醋浸一日方可食，生不堪啖。"成熟的木瓜可蜜渍为果饯，也可捣烂与姜、蜜共煎成果酱。在古代，木瓜也可用来制作糕点。现在人们熟知的甜食佐料"青丝""红丝"，其加工原料就是木瓜。

木瓜味酸，性温，能舒筋活络、和胃化湿，可治风湿痹痛、脚气肿痛、筋脉痉挛以及吐泻腹痛。木瓜功用虽多，但以善治足病见长，故又名"铁脚梨"。据《名医录》记载，广德有位叫顾安中的人，患脚气筋急腿肿，一次坐船时，无意将脚搁在一只袋上，渐渐地，他发现病足不痛了。于是向船夫询问袋中盛的是何物？船夫告知是宣州木瓜。回到家中，他赶紧制作木瓜袋搁脚，不久，严重的脚气病真的给治愈了。

木瓜飘香小溲急

木瓜确实以善治足病出了名，有的医家甚至将其神化。譬如治疗小腿抽筋，有医书说，只要呼"木瓜"的名，或写"木瓜"的字，就可以治愈这种病。如果说确有其事，那也只能说是转移病人的注意力所起的作用。

木瓜叶亦入药，但不常用。据报道，印度尼西亚中爪哇一带居民，历来有饮新鲜木瓜叶汁的习惯，一般每两周饮用一次。据称木瓜叶中含有高剂量的氯喹，因此这一地区疟疾的发病率特别低。

1. 小腿抽筋

木瓜粥：木瓜15g，粳米100g，姜汁、蜂蜜各少许。木瓜研为细末，同粳米入锅内煮粥，临熟时调入姜汁、蜂蜜、任意服。

2. 跌打损伤，红肿未破

木瓜酒：木瓜30g，白酒30mL。将木瓜加水煎沸后，兑入白酒，洗患处，每日3～5次。

3. 骨折旧伤疼痛

木瓜羊肉汤：木瓜30g，伸筋草15g，羊肉250g，食盐、味精、胡椒粉各适量。前二药洗净后用白布包扎，与羊肉同入锅，加水用武火烧开后，以文火慢煨，待肉烂熟后加入食盐、味精、胡椒粉即可。食肉喝汤。

4. 下肢关节僵硬，行动不利

木瓜牛膝酒：木瓜35g，怀牛膝25g，白酒500mL。前二药置于容器中，加入白酒，密封，浸泡15日后去渣即成。每日服用2次，每次10g。

5. 颈椎病项强疼痛

木瓜葛根汤：木瓜15g，葛根30g，白芍30g。加水煎服，每日分2次服用。

6. 风湿性关节炎

木瓜薏苡粥：木瓜 10g，薏苡仁 30g，粳米 30g。木瓜与薏苡仁、粳米一起放入锅内，加冷水适量，武火煮沸后文火炖至薏苡仁酥烂即可食用。每日或隔日 1 次。

7. 百日咳

木瓜茶：木瓜 6g，绿茶叶 3g，红糖 10g。木瓜、茶叶加水煎煮，取汁，调入红糖，饮服，每日 1 次。

8. 细菌性痢疾

木瓜止痢汤：木瓜 15g，铁苋菜 15g，红糖 30g。木瓜、铁苋菜加水煎煮，取汁，调入红糖，饮服，每日 1 次。

9. 脐下绞痛

木瓜乌药汤：木瓜 10g，乌药 10g，小茴香 6g。加水煎服，每日分 2 次服用。

10. 子宫脱垂

木瓜升麻汤：木瓜 30g，升麻 6g，黄芪 15g。加水煎服，每日分 2 次服用。

11. 银屑病

木瓜柳根汤：木瓜 20g，柳树根 20g，槐花 15g。加水煎服，每日分 2 次服用。

12. 足癣

木瓜甘草汤：木瓜 30g，甘草 30g，水煎去渣，泡脚 10 分钟，每日 1 次。

13. 荨麻疹

木瓜苦参汤：木瓜 15g，苦参 10g，浮萍 15g。加水煎服，每日分 2 次服用。

14. 眼睑跳动

木瓜白芍汤：木瓜 15g，白芍 30g，甘草 10g。加水煎服，每日分 2 次服用。

15. 食欲不振

木瓜山楂汤：木瓜 10g，山楂 15g，乌梅 10g。加水煎服，每日分 2 次服用。

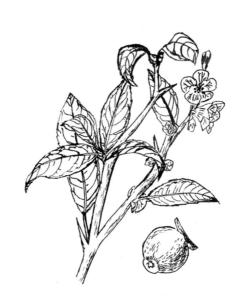

翠条红乳颂枸杞

据南唐沈汾《续神仙传》记载：徐孺子，河北安国人，幼年跟随道士王元真修身养性，住在大箬岩，时常在山中采集黄精食用。有一天，他正在溪边洗涤采来的山蔬野菜，忽然看见不远处有两只小花狗在岸边嬉戏。徐孺子感到奇怪，在这高山野岭附近并无人家，也不会有鸡犬之类。他起身想看个究竟，小花狗突然不见了。走近一看，只有一丛枸杞，翠条红乳映水边。

徐孺子返回住处把看见的情形告诉了师父王元真。于是两人随即一同来到枸杞丛附近守候，没有多久，又看见两只小花狗在树丛间，欢跳戏耍。两人悄悄逼近，两犬竖起耳朵，似闻动静很快往枸杞丛中一钻就不见了。他们就在两犬消失之处挖掘，得到两枝枸杞根，形状与犬十分相似，非常坚实。两人把根洗净，拿回来就煮熟吃了。不久，徐孺子忽然觉得身轻如燕，飘飘然飞升起来，到了另一座山顶上，王元真感到十分惊讶。徐孺子在山峰上作揖向师父告别，又两足升空驾云而去，不知所往。

徐孺子食枸杞成仙只是传说，不足为信，但枸杞的保健和延年益寿作用见载于各个朝代，并为实践所证明。如《神农本草经》说："久服，坚筋骨，轻身不老。"隋唐医家甄权也说：服枸杞能"令人长寿"。不但如此，据宋代药物学家苏颂说，枸杞种植之地，周围水土也会受其影响，从而间接对人体产生有益作用："世传蓬莱县南丘村多枸杞，高者一、二丈，其根蟠结甚固，故其乡人多寿考，亦饮食其水土之品使然耳。润州州寺大井旁生枸杞，亦岁久，故土人目为枸杞井，云饮其水甚益人。(《本草图经》)"唐朝刘禹锡对井旁种植枸杞情有独钟，并为之吟诗一首："僧房药树依寒井，井有清泉药有灵。翠黛叶生笼石蕊，殷红子熟照铜瓶。枝繁本是仙人杖，根老能成瑞犬形。上品功能甘露味，还知一勺可延龄。(《枸杞井》)"

枸杞，又名却老、仙人杖、西土母杖，为茄科枸杞属灌木，或经栽培后而成大灌木，高 1 ～ 3 米。主茎数条，粗壮；小枝有不生叶的短棘刺和生叶、花的长棘刺，果枝细长，通常先端下垂。叶互生或数片簇生于短枝生，披针形或长圆状披针形，上面深绿色，背面淡绿色。花腋生，粉红色或淡紫红色。浆果卵圆形、椭圆形或阔卵形，红色或橘红色，果皮肉质。种子多数，近圆肾形而扁平，棕黄色。花期 5 ～ 10 月，果期 6 ～ 11 月。喜生于山坡、沟岸、田埂和水渠边，主要分布于华北、西北地区。

枸杞早在《诗经·小雅》中已有"集于苞杞"的记载，距今已有3000 多年的历史。枸杞药用的详细记述见于《神农本草经》，当时根、叶、花、子混用，功用未作区别，如汉代《淮南枕中记》著西河女子服枸杞法："正月上寅采根，二月上卯治服之；三月上辰采茎，四月上巳治服之；五月上午采叶，六月上未治服之；七月上申采花，八月上酉治服之；九月上戌采子，十月上亥治服之；十一月上子采根，十二月上丑治服之。又有并花、实、根、茎、叶作煎，及单榨子汁煎膏服之，其功并等。"明代刘松石《保寿堂方》收录的一位老人服用异人所授之方后，寿逾白岁，行走如飞，发白反黑，齿落更生，阳事强健，也认为叶、花、子、根的轻身抗老作用一致，只是服用时间要求不同："春采枸杞叶（名天精草），夏采花（名长生草），秋采子（名枸杞子），冬采根（名地骨皮）"。后来随着临床经验的积累，人们开始认识到枸杞的根、叶、花、实虽来自一物，但毕竟性味不同、功能存在差异，故主张区别应用，如李时珍就说："窃谓枸杞苗叶味苦甘而气凉，根味甘淡气寒，子味甘气平。气味既殊，则功用当别。此后人发前人未到之处者也。(《本草纲目》)"

枸杞子，为枸杞的果实，又名枸杞果、枸杞红实、杞子、血杞子，色泽红艳欲滴，其味甘美如葡萄，可点缀食品，也可充当水果。药用能滋肾填精，可用于肾虚的腰膝酸软、阳痿遗精，《药鉴》说它"滋阴不致阳衰，兴阳常使阳举"；又能养肝明目，尤宜于老人的目糊不清："老人阴虚者，十之七八，故服食家为益精明目之上品。"

枸杞苗叶，在古代常作为菜蔬食用，如明代俞贞木《种树书》就有种植枸杞专供食苗的记载："收子及掘根种于肥壤中，待苗生，煎为蔬食，甚佳。"枸杞苗叶作菜，无论炒食或煮食，均清香可口，深受人们喜爱，故有的古书呼之为"甜菜"。枸杞苗叶药用能生津止渴，津伤口渴时可代茶饮："若渴，可煮汁饮，代茶饮之。（唐·甄权《药性论》）"也可煎汤沐浴，预防疾病："澡浴除病：正月一日，二月二日，三月三日，四月四日，以至十二月十二日，皆用枸杞叶煎汤洗澡。令人光泽，百病不生。（《洞天保生录》）"

地骨皮，为枸杞的根皮，属退虚热药，它能"降肺中伏火"（清·杨时泰《本草述钩玄》），"去下焦肝肾虚热"（《本草纲目》），"凉骨中之髓，而去肾中之热"（清·陈士铎《本草新编》），可以治疗虚热引起的肺痨咳嗽、潮热出汗、牙龈出血等病证，既可内服，也可外用，如近代张山雷《本草正》说："煎汤漱口，止齿衄。"地骨皮的清退虚热作用已为大家所熟知，近年来，人们更关注于它的"疗消渴"（《本草述钩玄》）功能。消渴，相当于糖尿病的临床表现，现代研究证实：地骨皮具有较好的降血糖作用，此外还能降血脂、降血压及保护血管内皮细胞。因此，在"三高"人群日渐增多的今天，加强地骨皮的深入研究和推广应用意义特别重大。

1. 矽肺

枸杞子茶：枸杞子 6g，茶叶 3g。冲开水当茶饮，每日 3～4 次。

2. 腰膝酸软

枸杞子酒：枸杞子 60g，白酒 500mL。枸杞子洗净，泡入白酒内封固，1 周后启用。每日 1 次，每次 1 小盅。

3. 慢性萎缩性胃炎

枸杞胶囊：枸杞子适量，烘干，研为细末，分装胶囊，每日服20g，分2次服，于空腹时服下，连服2个月。

4. 产后头痛

枸杞枯草汤：枸杞子20g，夏枯草20g。加水煎服，每日分2次服用。

5. 头发早白

枸杞桑椹汤：枸杞子15g，桑椹15g，乌梅10g。以上三味水煎，饮汤，每日1～2次。

6. 神经衰弱

枸杞葡萄汤：葡萄干50g，枸杞子30g。二药洗净，加水800mL，用文火煎煮30分钟。饮汤，食葡萄干和枸杞子。

7. 口舌糜烂

地骨皮柴胡汤：地骨皮10g，柴胡10g，金银花15g。加水煎服，每日分2次服用。

8. 肺结核

地骨皮粥：地骨皮30g，粳米100g，加水熬煮成粥，随意食。

9. 疟疾

地骨皮茶：鲜地骨皮50g，茶叶3g。水煎，于疟疾发作前2～3小时服下。

10. 功能性发热

地骨皮饮：地骨皮50g（鲜品100～150g），加水煎汤1000mL，代茶饮，每次150～200g，每日4～6次。

11. 褥疮

地骨皮散：地骨皮适量，焙干、焙黄，研为细末。先用消毒液和生理盐水清洁疮口，将地骨皮细末均匀撒于表面，暴露患处，每日1次。

12. 带下

枸杞根猪肉汤：鲜枸杞根60g，猪瘦肉120g，生姜、食盐适量。猪瘦肉洗净，切片。枸杞根加水煎煮，取汁，加生姜、食盐，与猪肉同煮至熟，喝汤吃肉。

13. 急性结膜炎

枸杞叶鸡蛋汤：枸杞叶60g，鸡蛋1只。稍加调味，煮汤吃。每日1次。

14. 糖尿病

枸杞叶茶：鲜枸杞叶60g，水煎浓汁，当茶饮，不拘时。

15. 夜盲症

枸杞羊肝汤：枸杞苗12g，羊肝20g，生姜、食盐适量。羊肝洗净，切片，与枸杞苗、生姜、食盐加水同煮至熟，喝汤吃羊肝。每日2次。

翠条红乳颂枸杞

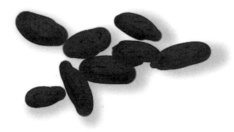

肉食积滞赖山楂

　　古时青州有一户人家，生有两个儿子。大儿子是前妻所生，后娘偏心，把大儿子视作肉中刺、眼中钉。稍不顺心，就拿大儿子出气。一次，丈夫出门经商去了，后母将大儿子叫到跟前说："山里红快要成熟了，你到山上去管园、收果子，每天由我给你带饭，省得你来回跑，怪累的。"大儿子答应着就进山了。

　　从此大儿在山上管果园，有时后娘把夹生饭、馊饭、冷饭、剩菜等送上山给他吃，有时干脆不送，老大有一餐、没一餐，时间一久，得了胃病，有时胃痛，有时胃胀，眼看一天天消瘦下去。大儿子明知后母心肠坏，又不敢争，只得独自坐在山上伤心哭泣。实在没法子，肚子饿了、胀了、疼了就拣一些早熟的山楂充饥。说也奇怪，自食山楂后，胃痛胃胀不知不觉消失了，而且食欲旺盛，身体一天比一天好。

　　不久，父亲经商回家，问起家中情况，大儿子就一五一十地把如何进山、如何得病、如何病愈，细细地讲述一遍。父亲听了感到诧异，就亲自去尝试，果然山楂能开胃助消化，治胃病。于是便和大儿对山楂的功用大加宣传，并做起了卖山楂的生意。鲜山楂一时卖不掉，就制作山楂片、山楂丸供药用，或加工成山楂糕、山楂脯、蜜饯等多种花色的零食来招徕顾客。后来，来买山楂的人越来越多，后娘和大儿子也慢慢和睦了。

　　山楂，又名赤爪子、棠梂子、山里红，为蔷薇科山楂属落叶乔木，高达 6 米。枝有刺或无刺。单叶互生，叶片宽卵形、三角状卵形或稀菱状卵形。伞房花序，花冠白色，花瓣倒卵形或近圆形。梨果近球形，深红色，有黄白色小斑点，内有坚硬小核。花期5～6月，果期8～10月。喜生于溪边、山谷、林缘或灌木丛中，我国南北多有栽培。本植物的果实（山楂）、种子（山楂核）、花、木材、根均可入药。

山楂的记载，最早见于春秋战国末年的《山海经》，当时称山楂为"梌"。山楂作为果树种植则是在西汉，那时，人们在山楂的栽培管理、果实加工方面都积累了一些经验。现在，我国北方如山东、河南、河北、辽宁等省都有较大面积栽培。栽培的山楂品种优良，果大酸甜而香，食用为主，著名的有山东的红瓤大楂、大金星，辽宁的软核楂等。南方的山楂以野生为多，果小酸涩，以药用为主。

山楂鲜食酸甜可口，又可加工成果冻、果酱、果丹皮、蜜饯、山楂糕、山楂片、冰糖葫芦等多种制品。据辽宁省山楂主产地开原县的县志记载：清朝康熙年间，当地人挑选上佳的山楂，巧手做成风味独特的蜜饯作为贡品入贡朝廷，供皇上和宫廷官员享用。山楂营养丰富，钙、胡萝卜素、维生素C的含量特别高，果实可食部分每100g含钙5mg，位居各水果之首；含胡萝卜素0.82mg，仅次于杏，居水果第二位；含维生素C89mg，紧随大枣、猕猴桃之后，居水果第三位。药理研究表明，山楂能增加心肌收缩力、降血脂、降血压，可用防治心血管系统的多种疾病；能收缩子宫，有利于产后子宫的恢复。此外，山楂还有防癌、抗菌、利尿、助消化等作用。

山楂性微温，味酸、甘，能消食健胃、行气散瘀，可用于食积不消、脘腹胀痛、泄泻痢疾、痛经闭经、产后腹痛、疝气疼痛等病证。山楂是消食积的良药，有一件事给李时珍留下了深刻印象，他邻居家的一个小儿，因患疳积，腹胀如鼓。一天，无意之中来到山楂树下，采山楂吃了个饱。回到家中，呕吐不止，吐出大量痰水。时隔不久，孩子的食积病竟奇迹般地消失了。山楂能消食积，尤其是善消肉食之积，如北宋名僧赞宁《物类相感志》说："煮老鸡、硬肉，入山楂数颗即易烂，则其消肉积之功，益可推矣。"

1. 声带息肉

山楂粳米粥：焦山楂 30g，粳米 50g。山楂水煎 2 次，取汁，与粳米熬粥，分 2 次服，每次 750g，连用 2 周。

2. 劳累身痛

山楂酒：干山楂片 500g，洗净去核，放入 500mL 的细口瓶内，加 60°白酒至瓶满，密封瓶口，每日振摇 1 次，1 周后饮用。每次 10 ～ 20mL，边用边添加白酒。

3. 高脂血

山楂荷叶茶：山楂 15g，荷叶 12g。共研粗末，水煎 3 次，取浓汁，每日 1 次，代茶饮。

4. 黄疸肝炎

山楂粉：山楂 100g，研极细粉，每次 3g，开水送服，每日 3 次，连服 10 日为 1 疗程。

5. 骨刺鲠喉

山楂灵仙汤：山楂 50g，威灵仙 15g。水煎取汁，慢慢含咽。

6. 闭经

山楂香附散：山楂 30g，香附 27g，藏红花 3g。烘干，共研细末，早晚各服 5g，连续服用 6 日。

7. 尿路结石

山楂鸡金散：山楂 30g，炒鸡内金 30g。两药混合，共研细末，每服 3g，每日 2 次。

8. 产后恶露不绝

山楂丹参汤：山楂 30g，丹参 30g，白糖 15g。将前二药加水煎煮，取汁，加白糖。饮汤，每日 2 ～ 3 次。

9. 小儿腹泻

山楂山药饼：鲜山楂300g，山药300g，白糖适量。将山楂去核，与山药和白糖共捣匀，蒸熟，压制成饼，随时服用。

10. 冻疮

山楂当归汤：山楂15g，当归15g，红枣15g，红糖适量。将前三味水煮，去渣取汁，加红糖调匀。每日1剂，在寒冬前服用，或在发病早期服用。

11. 黄褐斑

山楂橘皮汤：山楂10g，橘皮10g，蜂蜜适量。将山楂和橘皮洗净后，加水煮沸，凉后用纱布过滤去渣，取汁。最后加入蜂蜜调味即可。可以日常饮服。

12. 高血压

山楂花叶汤：山楂花6g，山楂叶10g，夏枯草15g。加水煎服，每日分2次服用。

13. 胃病反酸

山楂核散：山楂核15g，鸡内金15g，建曲15g。三药烘干，研为细末，每服3g，温开水送服，每日1次。

14. 皮肤瘙痒

山楂木汤：山楂木60g，艾叶15g，明矾10g。前二药加水煎煮，去渣取液，溶入明矾，即可洗浴皮肤。

15. 肺结核咯血

山楂根汤：山楂根15g，白茅根30g，白及10g。加水煎服，每日分2次服用。

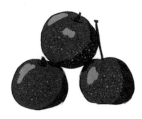

桑叶翠绿紫椹垂

　　明代兵部尚书于谦写有咏《桑》诗一首："一年两度伐枝柯，万木丛中苦最多；为国为民皆是汝，却教桃李听笙歌。"这是作者借拟人手法写的一首含蓄的诗，诗意从表面来看是说：为国为民谋福利的桑树一年两度被砍枝叶，吃尽苦头，得不到任何娱乐的享受，而那些哗众取宠的桃李却在笙歌声中尽情欢乐，这实在有悖常理、有失公平。其实诗人在借咏桑以明志：明正统十四年（1449年）土木之变，在位的明英宗北征时兵败，被蒙古军俘虏，这时于谦身在燕京（北京），拥立朱祁钰为皇帝（明代宗），反对南迁，于是职位得到了提升，即从兵部侍郎升任尚书。蒙古军见明朝廷并无畏惧退却之意，开始攻打燕京城，而于谦则调集重兵，英勇抗敌，不久就击退了气焰嚣张的蒙古军，代宗大喜，于是给于谦加封了一个少保的官衔。次年即景泰元年（1450年），蒙古军一蹶不振，知道扣留英宗已无用处，就将英宗放回燕京。时过七载，至天顺元年（1457年），英宗发动"夺门之变"，从代宗手中夺回了帝位，于是不幸的事情就发生了，于谦被诬"谋逆罪"而被杀。当然到了万历年间，这一冤假错案虽然得到了昭雪，但为时已晚。

　　桑树，又名桑、桑椹树、家桑，为桑科桑属落叶灌木或小乔木，高3～15米。单叶互生，叶片卵形或宽卵形。花单性，雌雄异株。瘦果多数密集成一卵圆形或长圆形的聚合果，初时绿色，成熟化变肉质、黑紫色或红色。种子小。花期4～5月，果期5～6月。生于丘陵、山坡、村旁、田野等处，多为人工栽培。分布于全国各地。

桑树是一种古老树种，1982年科考队在西藏林芝县的日角山麓、泥洋河畔与雅鲁藏布江的汇流地段，发现大片桑林，其中一株大桑树，树干直径4.12米，主干高3.3米，上生七个大枝，其中六个已被截断，剩下一枝距地面高约7米。据推测，树龄1600多年，是迄今为止所发现的古桑中最古老、体积最大，可称"桑树之王"。

从本文开头的咏桑诗里不难发现，桑树相比于桃树、李树，对人类的贡献要大得多。桑树一身都是宝，桑叶、桑椹、桑枝、桑皮均可入药，桑叶可以养蚕，桑皮可以造纸。据明代朱橚《救荒本草》记载，桑叶、桑皮、桑椹均为食材，后者还可制作花样众多的食品："救饥，采桑椹熟者食之，或熬成膏，摊于桑叶上晒干，捣作饼收藏；或直取桑椹晒干，可藏经年；及取椹子清汁置瓶中，封三二日，即成酒，其色味似葡萄酒，甚佳；亦可熬烧酒，可藏经年，味力愈佳。其叶嫩老皆可，煠食；皮炒干，磨面可食。"

桑椹，为桑树的果实，又称桑椹子、桑葚子、葚、桑枣、桑果，因其成熟呈暗紫色，故又有乌椹、黑椹的叫法。据《本草纲目》记载，桑椹有黑白两个品种："椹有乌、白二种"，白桑椹果肉细腻，浓甜如蜜，市场少见，物稀价高，能迎合人们的好奇心，但中药房里通常不用。桑椹味甘、酸，性寒，能补益肝肾、滋阴养血、生津润肠，可用于眩晕耳鸣、须发早白、消渴便秘等病证。除肠胃虚寒的人外，多数人群均可食用。

桑叶味甘，性寒，能疏散风热、清肺润燥、清肝明目，可用于风热感冒、咳嗽咽干、目赤肿痛等病证。《本草纲目》特别指出：桑叶"汁煎代茗，能止消渴"。消渴，即相当于糖尿病，研究证实，桑叶确有降血糖作用。桑叶还富含人体所必需的多种生物活性成分，具有清除氧自由基、降血脂、抗感染及抗病毒等作用。除药用外，人们又将它作为原料或饲料，变生出各色各样的绿色产品——桑叶黑茶、桑叶鸡蛋、桑叶花猪、桑叶面、桑叶酒、桑叶酸奶、桑叶豆腐、桑叶饼干、桑叶豆粉（奶粉）、桑叶火腿肠等，深受大家的喜爱。

桑叶翠绿椹垂

1. 糖尿病

桑叶葛根汤：桑叶 20g，葛根 15g，山药 15g。加水煎服，每日分 2 次服用。

2. 多汗症

桑叶黑豆汤：桑叶 30g，黑大豆 30g，麻黄根 9g。加水煎服，每日分 2 次服用。

3. 斑秃

桑椹首乌汤：桑椹 15g，桑叶 10g，制首乌 12g。加水煎服，每日分 2 次服用。

4. 关节不利

桑椹酒：新鲜桑椹 1000g，糯米 500g，酒曲适量。桑椹水煎取汁，用汁水煮糯米为饭，冷却后加酒曲发酵即成，随吃饭时食用。

5. 失眠

桑椹蜜膏：紫红色桑椹 1000g，蜂蜜 300g。桑椹洗净加水煎煮，每半小时取汁 1 次，共取 2 次，浓缩至稠，然后入蜂蜜，加温至沸腾后冷却，装入瓶中密封，即成桑椹蜜膏。每日 3 次，每次 1 汤匙冲服。

6. 贫血

桑椹桂圆方：鲜桑椹 60g，桂圆肉 30g。炖烂吃，每日 2 次。

87. 肠燥便秘

桑椹糯米粥：桑椹 30g，糯米 60g，冰糖少许。桑椹与糯米洗净，同煮成粥，熟时调入冰糖，每日 1 剂。

8. 手足麻木

桑枝粥：桑枝（桑树的嫩枝）20g，粳米 50g，薏苡仁 25g，红糖适量。桑枝洗净切片，入砂锅，添入适量水，小火煎 30 分钟后去渣留汁；取粳米、薏苡仁，洗净放入药汁中，用小火煮成稀粥，放入红糖适量煮化即成。每日1剂，分2次温服。

9. 颜面黑斑

桑枝桃仁茶：桑枝15g，桃仁10g，冬瓜仁5g。三味用沸水冲泡15分钟（加盖），代茶饮，每日1剂。

10. 风湿骨痛

酒炒桑枝汤：老桑枝500g，白酒500mL。先以老桑枝在锅上炒至干脆，以酒徐徐洒之，洒完为度。再以清水15碗（约3750mL），煎桑枝至4碗（约1000mL），每日服用2次，每次约250mL，分2天服完。

11. 咳嗽气急

桑根白皮汤：桑根白皮（桑白皮）15g，地骨皮15g，葶苈子10g（包煎）。加水煎服，每日分2次服用。

12. 水肿小便不利

桑皮冬瓜汤：桑白皮15g，冬瓜皮30g，葶苈子10g（包煎）。加水煎服，每日分2次服用。

13. 小儿流涎

桑皮甘草汤：桑白皮20g（不足1岁用10g），甘草3g。加水适量，每日1剂，水煎分2～3次服，连服3～7日。

14. 头皮屑多

桑皮苦参汤：桑白皮60g，苦参50g。煎药液2500mL，洗头，保持头皮、头发湿润20分钟，3日1次。

15. 迎风流泪

桑椹番茄浆：桑椹20g，西红柿1个。将二药捣烂成浆，1次服完，每日1～2次。

桑叶翠绿紫椹垂

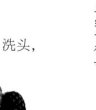

佳蔬良药是灵椿

据明代朱国祯《涌幢小品》记载：福州的壶江近海处，常有大风，附近的白崖山顶上有大椿一株，翠盖亭亭，其叶似榕，其干似槐，一年中无鸟类停留，虽有大风，其叶不落，每三年结实一次，籽如红豆。一天半夜月明之际，一道士在树下徘徊，忽见树顶有仙女数人，霞裳羽衣，仙鹤和梅花鹿相随，盘桓嬉戏，隐约闻丝竹笙簧之音。不久雄鸡初鸣，仙女、鹤、鹿随之散去。这则故事赋予了香椿超凡脱俗的灵性，神化了香椿抵御恶劣气候变化的能力，一种挺拔坚强、不畏风雨的形象跃然纸上，这与宋代诗人刘敞《咏椿》所描述香椿颇相吻合："野人独爱灵椿馆，馆西灵椿耸危干。风揉雨炼三月余，奕奕中庭荫华伞。"

香椿，又名椿、猪椿、红椿、大红椿树，为楝科香椿属落叶乔木，高达16米。树皮暗褐色，成片状剥落。偶数羽状复叶互生，有特殊气味；小叶长圆形至披针状长圆形。花小，圆锥花序顶生，芳香；花瓣白色，卵状椭圆形。蒴果椭圆形或卵圆形，种子椭圆形。花期5～6月，果期9月。常栽培于房前屋后、村边、路旁。全国大部分地区均有分布。香椿的根皮或树皮、嫩枝或嫩芽、花、叶、果实（香椿子）均可入药。

香椿是一种古老的树种，人们始终把它与远古、长久、刚毅、坚强联系在一起，如《庄子·逍遥游》云："上古有大椿者，以八千岁为春，八千岁为秋。"从其计年方式，便知树龄之高，故后世常以"椿年"为祝人长寿之辞。香椿与萱草为科属不同的植物，前者刚强威严，后者温婉柔美，比之父与母，则又遥相呼应：香椿种植庭前象征父亲，习称"椿庭"；萱草种植北堂象征母亲，雅称"萱堂"。成语有"椿萱并茂"的说法，比喻父母健康长寿。

香椿为人们所熟知，并不是因为药用价值高，而是因为它的鲜嫩枝芽经常出现在春天的餐桌上：色泽艳丽，香气扑鼻，脆嫩爽口，味道鲜美。大家喜欢称它为"树上佳蔬"或"森林蔬菜"。香椿做菜，吃法很多，晚清薛宝辰《素食说略》中有过介绍："香椿以水焯过，用香油、盐拌食甚佳；与豆腐同拌亦佳，清香而馥"。香椿的名菜名点，制作方法不一，地方特色浓重，有名的如陕西的油炸香椿鱼、北京的香椿拌面、山东的香椿拌豆腐，四川的香椿芽炒鸡丝、安徽的腌香椿头等，其中最享盛誉的要数慈禧太后爱吃的油炸香椿鱼，而风靡全国的当推源自北方菜系的香椿炒鸡蛋。香椿芽还可充当药用："香椿头，即椿之嫩芽，味微苦，性偏温。嫩芽瀹食，祛毒消风。（《本草征要》）"但不能多食："多食神昏。（明·徐春甫《养生余录》）"

椿白皮，为香椿的树皮或根皮，又称香椿皮、椿皮、春颠皮，使用时一般刮去外层的粗皮。味苦、涩，性微寒，能止血止带，常用于妇女的月经不止、产后出血、白带量多等病证，如唐代孟诜《食疗本草》说："女子血崩，及产后血不止，月信来多，并赤带下。宜取东引细椿根一大握洗净，以水一大升煮汁，分服便断。"本品还能清热燥湿，可治痢疾、泄泻等病证，如明代徐春甫《古今医统大全》说："治赤白痢，取香椿白皮洗净，日干，为末，饮调二钱。"明代龚廷贤《济世全书》言之更详："椿根皮炒为末。白痢，白糖加凉水服；赤痢，用蜜水和凉水服。"

1. 虚劳面黄

香椿炒鸡蛋：嫩香椿芽50g，鸡蛋2个，食盐、料酒、植物油各适量。将香椿芽洗净，用开水烫一下，出水后切末。将鸡蛋磕入碗内，加入香椿、食盐、料酒，搅成蛋糊。锅中加油，将蛋糊炒至嫩熟即可食用。

佳蔬良药是灵椿

2. 胃溃疡

香椿红枣丸：香椿芽 250g，搓碎后与适量红枣泥和为丸，每丸重约 3g，每次服 2 丸，每日 2 次，温开水送服。

3. 呕吐

香椿苏叶汤：香椿叶 20g，苏叶 10g，生姜 3 片。加水煎服，每日分 2 次服用。

4. 妇女尿道炎

香椿苦参汤：香椿叶 50g，苦参 30g，蛇床子 30g。加水煎煮，先熏后洗，每日 2 次。

5. 风湿疼痛

椿花炖肉：椿树花 10g，香椿子 10g，猪精肉 100g，生姜、料酒、酱油、食盐各适量。椿树花、香椿子加水煎煮，取汁煮肉，加适量生姜、料酒、酱油、食盐调味，肉熟即成，食肉喝汤。

6. 年久痨咳

椿花百部汤：椿树花 15g，百部 12g，鹿衔草 15g。加水煎服，每日分 2 次服用。

7. 痔疮

椿花臭橘汤：椿树花 30g，臭橘 30g，鸡冠花 30g。加水煎煮，先熏后洗，每日 2 次。

8. 感冒身痛

椿子防风汤：香椿子 15g，防风 10g，鹿衔草 15g。加水煎服，每日分 2 次服用。

9. 虚火头痛

椿子菊花汤：香椿子 6g，白菊花 9g，生牡蛎 15g（先煎）。加水煎服，每日分 2 次服用。

10. 误吞鱼刺

香子灵仙散：香椿子 6g，威灵仙 6g。二药烘干，共研细末，用温开水缓缓送服，刺出停服。

11. 带下

椿皮腥草汤：椿白皮 15g，鱼腥草 30g，土茯苓 30g。加水煎服，每日分 2 次服用。

12. 崩漏

椿皮地榆汤：椿白皮 15g，地榆 30g，仙鹤草 30g。加水煎服，每日分 2 次服用。

13. 盆腔炎腹痛

椿皮红藤汤：椿白皮 15g，红藤 30g，败酱草 30g。加水煎服，每日分 2 次服用。

14. 尿路感染

椿皮黄柏汤：新鲜椿树皮 30g，黄柏 9g，车前草 30g。加水煎服，每日分 2 次服用。

15. 失音

椿皮蝉衣茶：椿白皮 12g，蝉衣 6g，胖大海 2 枚。加水煎服，代茶饮，缓缓吞咽。

佳蔬良药是灵椿

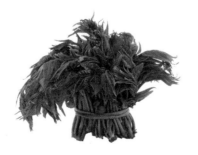

爱槐要数齐景公

　　槐树是我国的古老树种，具有许多优异的特性，它与古代人的吃、穿、住、用、行、劳作、防病治病等日常生活和生产息息相关，故得到了国人的崇拜。人们也喜欢将槐树种植于庙宇、庭院，日日陪伴，天天相见。但对槐树钟爱有加的，则莫过于春秋时期的齐景公了。据《晏婴春秋》记载：齐景公有一棵特别喜爱的槐树，专门派官员前去守护，并且为此下了一道违背民心的命令："犯槐者刑，伤槐者死。"意思是说，百姓如果触碰到这棵槐树，一定要判刑坐牢；倘若伤害到了它，那就更严重了，可以定为死罪。命令出来不久，就遇上了一件事，一位酒后的老人，醉醺醺的，步履不稳，方向不明，无意之中伤及到了这棵槐树。守护者立即将他抓走，并要施以刑罚。老人的女儿急了，费了好大劲才找到了时任宰相的晏婴，见面就说："妾闻明君不为禽兽伤人民，不为草木伤禽兽，不为野草伤禾苗。今君以树木之故罪妾父，恐邻国谓君爱树而贱人也。"晏婴听后，觉得女子言辞诚恳，入情入理，心想虽只人命一条，但事关民心，于是立刻去找了齐景公。齐景公听了晏婴诉说，深受触动，立即下了命令："罢守槐之役，废伤槐之法，出犯槐之囚。"事情得到圆满解决后，诚惶诚恐的人心得到了安抚，百姓终于重新过上了渴望已久的平静生活。

　　槐树，又名豆槐、白槐，为豆科槐属落叶乔木，高8～20米。树皮灰棕色，嫩枝暗绿褐色。奇数羽状复叶，互生，托叶镰刀状，早落；小叶片卵状长圆形，上面绿色，背面伏生白色短毛。圆锥花序顶生，花冠蝶形，乳白色或淡黄色；花柱弯曲。荚果肉质，串珠状，黄绿色。种子肾形，深棕色。花期 7 ～ 8 月，果期 10 ～ 11 月。生于山坡、平原，或植于庭园、路边，全国各地普遍栽培。

槐树高大美观，绿荫如盖，既供四季欣赏，又能夏日遮荫，树体可制作板材，而花、叶、种子、果实则药食两用。

槐花韵味独特，清香爽口，可以做成各种美味食品，如槐花酒、槐花茶、凉拌槐花、蒸槐花、槐花饺子。作为药用的槐花，一般选择没有展开的花蕾，因其形状有如纺锤状之米粒，故亦名槐米；完全展开的花朵，药力已减，治病不作首选。本品味苦，性微寒，炒用凉血止血，可用于便血、尿血、崩漏、痔疮、痢疾、吐血、衄血等出血证；生用清肝明目，多用于高血压病等的头胀头痛、眩晕耳鸣等病证。

槐角，又称槐子、槐实，为槐树的果实。因其形如豆荚，故又有槐荚、槐豆、槐连豆之名。其功用与槐花相近，所不同的是古代一些养生人士认为前者具有黑发补脑、延年益寿的作用："槐子，新瓷合泥封之，二十余日，其表皮皆烂，乃洗之，如大豆。日服之，此物至补脑。早服之，令人发不白而长生。（东晋·葛洪《抱朴子》）"

槐树的叶片芳香扑鼻，味道清口，采摘嫩叶可做菜肴、泡茶煮粥和制作面食，著名的"槐叶冷淘"即是由槐叶制作的凉拌面，据说食之使人心情愉悦、忘忧消愁，杜甫有《槐叶冷淘》诗为证："青青高槐叶，采掇付中厨。新面来近市，汁滓宛相俱。入鼎资过熟，加餐愁欲无……"槐叶味苦，性平，作为药用，上能清肝泻火，治头胀头痛；下能凉血解毒，治尿血痔疮；外能燥湿杀虫，治湿疹疥癣、痈疮疔肿，算得上一味价廉物美的中药。

1. 牙衄

炒槐花散：槐花 15g，炒焦研末，每服 3g，用温开水送服，每日 2 次。

2. 声音嘶哑

槐花诃子汤：槐花 10g，诃子 10g，玉蝴蝶 6g。加水煎服，每日分 2 次服用。

3. 瘰疬

槐花糯米散：槐花 2 份，糯米 1 份。二药炒黄研末，每日空腹服用 10g，温开水送服。服药期间禁糖。

4. 热淋

槐花萹蓄汤：槐花 30g，萹蓄 15g，石韦 15g。加水煎服，每日分 2 次服用。

5. 白带不止

槐花腥草汤：槐花 15g，鱼腥草 30g，白槿花 10g。加水煎服，每日分 2 次服用。

6. 鼻衄

槐花蒲黄散：槐花 20g，蒲黄 20g。先将槐花研为细末，与蒲黄混匀。用时先以干棉球压迫止血，取少许药末吹入鼻孔，再用棉球压迫出血部位。

7. 烫伤烧伤

槐花麻油膏：取槐花 30g，麻油 60g。槐花洗净，晾干，炒黄研末；用芝麻油熬开，加入槐花粉调成糊状。涂擦患处，每日 3 次。

8. 脱肛

二槐黄芪汤：槐花 10g，槐角 10g，黄芪 15g。加水煎服，每日分 2 次服用。

9. 牙痛

槐角白芷汤：槐角 15g，白芷 10g，生石膏 30g（先煎）。加水煎服，每日分 2 次服用。

10. 疝气疼痛

槐角乌药汤：槐角 15g，乌药 10g，小茴香 10g。加水煎服，每日分 2 次服用。

11. 高血压

槐角黄芩汤：槐角 15g，黄芩 10g，钩藤 15g（后下）。加水煎服，每日分 2 次服用。

12. 便秘

槐角颗粒：槐角 250g，蜂蜜 50g。将槐角洗净晒干，放在铁锅上用文火炒至黄色或微焦，然后加蜂蜜，搅拌均匀，制成散状颗粒。用时取 4～5 粒，用开水冲开，饭后当茶饮，每日 1～2 次。

13. 慢性湿疹

槐叶泥：新鲜槐叶适量，沸水冲洗干净，捣烂如泥状待用。用前患处洗净，将槐叶泥敷患处，纱布包扎，每日更换 1 次。

14. 鼻塞不通

槐叶葱白汤：槐叶 15g，葱白 10g，淡豆豉 10g。加水煎服，每日分 2 次服用。

15. 崩漏

槐枝椿皮汤：槐枝 15g，椿根皮 15g，地榆炭 30g。加水煎服，每日分 2 次服用。

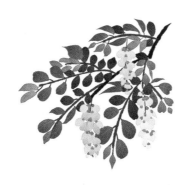

辛夷含苞欲望春

唐代长庆年间的一年初春，杭州刺史白居易微服出访，不觉信步来到灵隐寺外，当时游人如织，熙来攘往，白居易也随着人流进入灵隐寺内，原来人们正在观赏一株两人合抱的紫玉兰，树下人头攒动，树上繁花似锦，蝶舞蜂喧。白居易正欣赏出神时，不意被灵隐寺方丈光上人一眼认出，忙把他请到方丈室，沏上一杯天竺明前茶奉上。白居易呷了一口，齿颊生香，连称好茶！接着问道：上人近日可有新诗佳作？光上人答曰：近日香客甚众，不能静心，老衲惭愧，并无新作见示，老父台一定有警句名诗赐教吧？白居易因见百姓喜气洋洋，甚感宽慰，于是欣然对光上人半开玩笑地说：今日为酬谢你的明前茶，我题诗一首相赠，接着挥笔写下七绝一首《题灵隐寺红辛夷花戏酬光上人》："紫粉笔含尖火焰，红胭脂染小莲花。芳情乡思知多少，恼得山僧悔出家。"光上人看了连说：老父台取笑了，罪过罪过！

紫玉兰，又名玉兰、木兰、林兰，它是白玉兰的变种，两者均为木兰科木兰属的落叶乔木，花蕾入药，药名辛夷，又名望春花。树高6～12米。小枝黄绿色或淡棕黄色，冬芽卵形，苞片密生茸毛。单叶互生，叶片长圆状披针形或卵状披针形。花先叶开放，单生枝顶，呈钟状，白色、红色或紫色。聚合蓇葖果，圆筒形，稍扭曲，木质；种子倒卵形。花期2～3月，果期6～9月。

辛夷是过去江南宫廷庭院的名贵观赏花卉，在我国已有2000多年的栽培历史。现在全国各地多有栽培，其花芳香淡雅，艳丽怡人，是一种非常优美的园林观赏树种，可孤植，可对植，可列植，可群植，也可与其他花卉搭配种植。

辛夷是一种奇特的花卉，二月方至，先叶开花，似在招春，名之"迎春"："其花最早，南人呼为迎春"（《本草纲目》）。欣赏辛夷，花开未开，感受迥异。含苞之时，状如毛笔，形甚可爱，称之"木笔"："初发如笔头，北人呼为木笔"（《本草纲目》）。明代张新有诗赞曰："梦中曾见笔生花，锦字还将气象夸。谁信花中原有笔，毫端方欲吐春霞。"而当盛开之际，花满枝头，芳香飘逸，或红紫如袍，或洁白如玉；边开边谢，落英缤纷，树上地下，满目皆花。唐代李群玉有诗道："狂吟辞舞双白鹤，霜翎玉羽纷纷落；空庭向晚春雨微，却敛寒香抱瑶萼。"

辛夷一身是宝，木质致密，纹理径直，是制作家具的上好材料，古代文人墨客诗词中的"兰舟"，便是以此种木材制作的豪华船只。花香浓郁，色泽艳丽，从中提炼香精、色素，可以用作食品工业或化妆品生产的天然原料。叶大翠绿，吸硫力强，据说用二氧化硫进行人工熏烟试验，1000g辛夷干叶可吸硫1.6g以上，故污染地区种之，能够净化空气、有利健康。

辛夷味辛，性温，能疏散风寒、通利鼻窍，可用于风寒感冒、鼻塞不通、鼻渊涕浊、牙龈肿痛等病证。本品主要用途是治鼻炎，特别是鼻窦炎，历代医家把它视为鼻病的专药，如清代闵钺《本草详节》谓其能治"一切鼻病"，《药性切用》也说："为脑热鼻渊之专药"。现代研究表明，辛夷能收缩鼻黏膜的血管，促进黏膜分泌物的吸收，减轻炎症，保持鼻腔通畅。本品表面密布绒毛，煎药时宜纱布包裹，防止绒毛进入药液刺激咽喉而引起咳嗽。

1. 鼻窦炎

辛夷苍耳茶：辛夷10g（包煎），苍耳子10g，茶叶5g。加水煎服，每日分2次服用。

2. 过敏性鼻炎

辛夷苏叶茶：辛夷 2g，苏叶 6g。共研粗末，用纱布包好，沸水冲泡，代茶饮。每天 1 剂。

3. 鼻内生疮

辛夷黄连散：辛夷 30g，黄连 15g，连翘 60g。烘干，研为细末，每于饭后服 6g，开水送服，每日 3 次。

4. 痛经不孕

辛夷汤：辛夷花开未足者 7 ～ 14 朵，用纱布包好后水煎，每日清晨空腹服用。

5. 口臭

辛夷薄荷汤：辛夷 15g（包煎），薄荷 10g（后下），鱼腥草 30g。加水煎煮，去渣取液，待温后，时时漱口。

6. 牙痛

辛夷白芷汤：辛夷 6g（包煎），白芷 10g，川牛膝 15g。加水煎服，每日分 2 次服用。

7. 头眩昏冒欲呕

辛夷泽泻汤：辛夷 6g（包煎），泽泻 15g，天麻 10g。加水煎服，每日分 2 次服用。

8. 高血压头痛

辛夷天麻茶：辛夷 10g（包煎），天麻 10g。开水冲泡，代茶饮，或水煎加白糖少许服用。

9. 慢性支气管炎

辛夷蜜茶：辛夷 3g（包煎），绿茶 1g，蜂蜜 25g。先将前二药同入砂锅，加水 300mL，煮沸，再调入蜂蜜即成。每日 1 剂，分 3 次饭后代茶饮。

10. 风寒感冒

辛夷葱白汤：辛夷 10g，带根葱白 7 根，白胡椒 7 粒。三药放入容器内，加水 500mL，急火煮沸 15 ～ 20 分钟后趁热倒入茶杯内，将茶杯口围上毛巾，用药液的热气熏口鼻。水凉后再加温使用，每次熏 45 分钟，每日 2 次。

11. 咳嗽

辛夷百部汤：辛夷 6 朵（包煎），百部 10g，枇杷叶 15g，蜂蜜适量。前三药水煎取汁，调蜂蜜服。

12. 哮喘

辛夷地龙汤：辛夷 10g（包煎），地龙 10g，葶苈子 20g（包煎）。加水煎服，每日分 2 次服用。

13. 胃痛

辛夷香附汤：辛夷 10g（包煎），香附 10g，荜茇 3g。加水煎服，每日分 2 次服用。

14. 痤疮

辛夷杷叶汤：辛夷 10g（包煎），枇杷叶 15g，山慈菇 12g。加水煎服，每日分 2 次服用。

15. 颜面色斑

辛夷芙蓉汤：辛夷 10g（包煎），木芙蓉花 10g，三七花 6g。加水煎服，每日分 2 次服用。

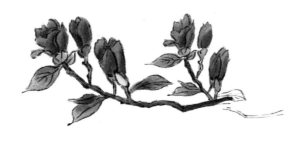

天堂自有桂花香

据唐代段成式《酉阳杂俎·天咫》记载：吴刚因学仙有过，被罚去月宫砍桂。后世围绕"吴刚伐桂"，编造出许多内容不一的故事，其中最为感人的当推"吴刚救母"。有一年，咸宁发生了一场瘟疫，三分之一的人因得不到有效的救治去世，吴刚的母亲也不幸染病，而且病情危重，孝顺的吴刚四处求治，但母亲的病势依旧危急。观音知道此事后，给心急如焚的吴刚托了一个梦，告诉他月宫中有棵桂花树，树上开着的金黄色小花摘下来泡茶喝，可以治愈这种瘟疫病。梦醒之后，趁着八月十五天梯开通，吴刚上了天宫，因为救母心切，他用力撼动着桂树，清香的桂花便纷纷飘落，落到了家乡的河流中，母亲和乡亲们喝了河水烧的桂花水，病情得到控制，疫病不久就好了。而月宫这边，在桂花掉落之后，树上之花所剩无几，消息传到爱吃桂花月饼的玉帝耳朵里，玉帝顿时火冒三丈，立即派人将采花人抓了过来。而当问清原委之后，玉帝慈悲心生，本想放他一马，但又觉得触犯天规不可原谅，于是命令吴刚原地砍伐桂树，并答应他将树砍断以后可扛回家。老实巴交的吴刚按照吩咐去做了，令他没有想到的是，这是一棵神树，你砍它一刀，它长一刀，始终砍伐不倒。虽然月宫是那样的清凉寂寞，也不知道砍树何日才是尽头，但得悉母亲和乡亲们已经相安无事后，他觉得待在月宫也就无怨无悔了。

桂花，又名桂、岩桂、九里香、木犀花，为木犀科木樨属灌木，最高可达 18 米。叶对生，叶片革质，椭圆形、长椭圆形或椭圆状披针形。聚伞花序簇生于叶腋，或近于帚状，每腋内有花多朵，黄白色、淡黄色、黄色或橘红色，花极芳香。果歪斜，椭圆形，呈紫黑色。花期9～10月，果期翌年3月。全国各地均有栽培。本植物的枝叶（桂花枝）、果实（桂花子）、根或根皮（桂花根）、花经蒸馏而得的液体（桂花露）均可入药。

桂花为我国传统十大名花之一，早在《吕氏春秋》一书中就有"物之美者，招摇之桂"的记载。《楚辞·远游》亦有"嘉南洲之炎德兮，丽桂树之冬荣"的说法。可见桂花早在2000多年前就作为观赏植物了。汉代至魏晋南北朝时期，各地官府已经将桂花作为名贵花木和上等贡品加以栽种，晋代葛洪《西京杂记》记载："汉初修上林苑，群臣远方各献名果异树，有陶桂十株。"而唐宋时期，桂花栽培可谓十分盛行，两代文人墨客吟诵桂花更是蔚然成风。如宋代韩子苍诗曰："月中有客曾分种，世上无花敢斗香。"同代的邓志宏《咏桂》也道："清风一日来天阙，世上龙涎不敢香。"的确，桂花以香取胜，其香清雅绝尘，馥郁致远，犹如天香从云外飘来，令人陶醉。

中国素有园林之母的荣誉，而园林与桂花又不可分割。俗话说："上有天堂，下有苏杭。"单就园林棋布的苏州、杭州而言，两市的桂花种植令人叹为观止，无论走进大街小巷，还是步入秀丽景区，都会"未见花色，已闻花香"。如苏州市郊光福遍山植桂，其数以万计，盛况空前。市内网师园有"小山丛桂轩"，怡园有"云外婆娑亭"，城外留园有"闻木犀香轩"等专门赏桂的建筑。杭州历来就有"桂花蒸过花信动，桂花开遍满觉陇；卖花人试卖花声，一路桂花香进城。（清·丁立诚《满觉陇担桂》)"的动人情景。因此，在1982年和1983年，桂花先后被两市人民选为市花，这也足见人们对桂花的钟情。

桂花，味辛，性温，能温肺化饮、散寒止痛，可用于痰饮咳喘、脘腹冷痛、便血血痢、闭经痛经、疝气腹痛、牙痛口臭等病证。桂花的这些功用在明代以前的医书中少有记载，早先人们对桂花的治病作用认识不足，桂花仅仅作为养生健体、延年益寿的保健之品在食用，如《神农本草经》说它能"养精神、和颜色，……久服轻身不老，面生光华，媚好常如童子"。明代李时珍时，桂花还是主要作为香料而用于沏茶、酿酒，或制作润发剂、润肤剂等生活用品："惟花可收茗、浸酒、盐渍，及作香搽、发泽之类耳。……同麻油蒸熟，润发，及作面脂。（《本草纲目》）"李时珍之后，桂花的诸多功能才逐渐被认识、重视，并在民间得到广泛应用。

1. 口臭

桂花水：桂花 6g，蒸馏水 500mL。将桂花在蒸馏水中浸泡 1 昼夜，用作漱口。

2. 胃口不开

桂花陈皮粥：桂花 10g，陈皮 10g，白糖 15g，粳米 100g。桂花、陈皮打成粉，备用；粳米加水煮粥，粥将成时，加入桂花陈皮粉和白糖，搅匀，待再沸，即可食用。

3. 胃寒腹痛

桂花良姜汤：桂花 6g，高良姜 6g，小茴香 3g。加水煎服，每日分 2 次服用。

4. 复发性口腔溃疡

桂花散：桂花适量炒黄研碎，密闭干燥保存，治疗时将散剂均匀外敷在溃疡面上，最好于睡前用药，以使药物发挥较长时间疗效，每日 1 次。

5. 咳嗽

桂花藕粉：桂花 1g，藕粉 25g，白糖 5g。将藕粉装入碗中，用 25mL 凉开水化开，然后冲入沸水，边冲边搅，搅至藕粉呈玉色没有粉粒时，加入白糖，再将桂花均匀地撒在上面即可服用。

6. 痛经

桂花乳香汤：桂花 6g，乳香 6g，元胡 10g。加水煎服，每日分 2 次服用。

7. 失眠健忘

桂花桂圆酒：桂花 15g，桂圆肉 50g，白糖 25g，白酒 500mL。将桂圆、桂花、白糖、白酒放入玻璃罐，密封浸泡 3 个月以上。每日 2～3 次，每次饮服 1 汤匙。

8. 生气胁痛

桂子香附汤：桂花子 6g，香附 10g，元胡 10g。加水煎服，每日分 2 次服用。

9. 漆疮

桂花叶汤：每日用鲜桂花树叶 500～1000g，加水 2000mL，煎至黑色。用纱布蘸水，趁热烫洗患处（不要烫伤皮肤），原汤加热再洗，每日 3～4 次。

10. 皮肤瘙痒

桂叶蛇蜕汤：桂花叶 10g，蛇蜕 6g，苦参 15g。加水煎服，每日分 2 次服用。

11. 风寒感冒

桂叶防风汤：桂花叶 10g，防风 10g，苏叶 15g。加水煎服，每日分 2 次服用。

12. 癫痫

桂根猪肉汤：白桂花树根 60g，瘦猪肉 120g，食盐适量。猪肉洗净，切片；桂花根加水煎煮，去渣取汁。药汁加盐煮肉，熟后喝汤吃肉。

13. 牙痛

桂根细辛汤：桂花根 10g，细辛 3g，野菊花 15g。加水煎服，每日分 2 次服用。

14. 风湿麻木

桂根红花汤：桂花根 15g，红花 10g，豨莶草 30g。加水煎服，每日分 2 次服用。

15. 梅核气

桂花银花露：桂花露 30g，金银花露 30g。两露混匀，缓缓含咽，不拘时。

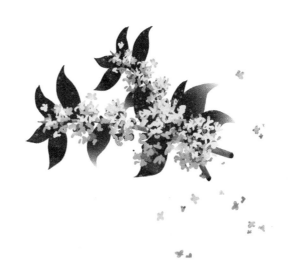

清姿雅质木芙蓉

据宋代陈郁《藏一话腴》记载：秋高气爽的一天，宋孝宗赵昚到太上皇宋高宗赵构的德寿宫请安，宋高宗设宴款待，席间问起继张抡之后，当今的应制之臣（应皇帝之命而作文赋诗的臣子）是谁？宋孝宗说是赵昂。宋高宗即命宣赵昂进见，并命赋《拒霜词》。拒霜是木芙蓉的别称，赵昂沉思片刻，就用"婆罗门引"的词牌名作了一首名为《暮霞照水》的词来赞美木芙蓉："暮霞照水，水边无数木芙蓉；晓来露湿轻红，十里锦丝步障；日转影重重；向楚天空迥，人立西风。夕阳道中，叹秋色，与愁浓；寂寞三千粉黛，临鉴妆慵；施朱太赤，空惆怅，教妾若为容？花易老，烟水无穷。"词的上阕极言芙蓉在西风中盛开的壮观和娇美；下阕则说众多宫女因无论怎样打扮也不如芙蓉美丽而发愁。由此可以想象木芙蓉是何等之绚丽多彩。难怪宋高宗阅后击节称赏，不仅赏赐给赵昂丰盛的银子和绢匹，并要宋孝宗给他加官晋爵。赵昂当然喜出望外，没想到芙蓉能给自己带来这么多财宝，还能官升一等。

木芙蓉，又名拒霜、地芙蓉、醉酒芙蓉、木莲，为锦葵科芙蓉属落叶灌木或小乔木，高 2～5 米。叶互生，叶片宽卵形至卵形或心形，常 5～7 裂，裂片三角形。花单生于枝端叶腋间，初开时白色或淡红色，后变深红色。蒴果扁球形。种子肾形。花期 8～10 月。原产于湖南，我国华东、中南、西南均有栽培。本植物的花、叶、根或根皮均供入药。

芙蓉常植于庭院楼角、池塘水边，它是一种清秀美丽的观赏植物，花开于桂子飘香之后，明代申时行有《拒霜》诗道："群芳摇落后，秋色在林塘。艳态偏临水，幽姿独拒霜。"清初陈淏子《花镜》也赞道："清姿雅质，独殿众芳，乃秋色之最佳者。"唐代诗人白居易亦偏爱此花，据说在杭州任职期间，每到晚凉思饮时，无须菜肴，以赏芙蓉为下酒伴醉之物，这也足证此花之醉人，有诗为证："晚凉思饮两三杯，召得江头酒客来。莫怕秋无伴醉物，水莲花尽木莲开。（白居易《木芙蓉花下招客饮》）"

人们喜爱种植芙蓉，而芙蓉也似有人性，它常给种植之地回馈留世美名，譬如湖南湘江两岸多植木芙蓉，唐代诗人谭用之赋诗赞曰："秋风万里芙蓉国"，湖南便有了"芙蓉国"之美称。温州瓯江边亦多芙蓉，两岸花红叶绿，美不胜收，于是瓯江获赠"芙蓉江"的雅称。后蜀皇帝孟昶曾在成都城上遍植芙蓉，每到深秋，四十里如锦绣，"锦城"由此诞生，而今芙蓉成为成都市花，也是名出有因。

芙蓉花味辛、微苦，性凉，能清热解毒、凉血消肿，可用于咳嗽咯血、目赤肿痛、崩漏带下、腹泻腹痛、痈肿疮疖、毒蛇咬伤、水火烫伤、跌打损伤等病证。本品长于治疗疮痈，《本草纲目》说它"治痈肿之功，殊有神效"。不管疮痈进入哪一阶段，用之无不得宜，即未成脓者能消肿，已成脓者能排毒，已穿孔者能敛疮："初起者，即觉清凉，痛止肿消。已成者，即脓聚毒出。已穿者，即脓出易敛。妙不可言。"

1. 蛇头疔

芙蓉花糊：鲜木芙蓉花 60g，蜂蜜 15g。芙蓉花捣烂，用蜜调成糊状，敷患处，纱布固定，每日换 2～3 次。

2. 水烫伤

芙蓉花散：木芙蓉花适量，烘干，研为细末，清洁皮肤后，用麻油调搽患处。

3. 经血不止

芙蓉莲蓬散：芙蓉花 30g，莲蓬壳 30g。二药烘干，研为细末，每服 6g，空腹米饮调服，每日 2 次。

4. 虚劳咳嗽

芙蓉炖猪肺：芙蓉花 60 ～ 120g，猪肺 1 个，鹿含草 30g，红糖 60g。炖猪肺服，无红糖时加食盐亦可。

5. 痈疽肿毒

芙蓉花叶汤：木芙蓉花 30g，木芙蓉叶 60g，牡丹皮 30g。加水煎煮，去渣取汁，洗患处。

6. 脓疱疮

芙蓉花叶散：木芙蓉花、木芙蓉叶各适量，二药暴晒后研为细末，常规外科方法消毒疮面，用无菌剪刀剪去痂面，然后将药粉均匀敷于疮面。

7. 跌打损伤

芙蓉花叶糊：鲜木芙蓉花、鲜木芙蓉叶各适量，捣烂，外敷患处，纱布固定。

8. 目赤肿痛

芙蓉叶糊：木芙蓉叶适量，烘干，研为细末，取适量，水调成糊状，敷于太阳穴。

9. 带状疱疹

芙蓉黄芩膏：芙蓉叶 30g，黄芩 12g，薄荷叶 10g，韭菜汁、麻油各适量。前三药烘干，研为细末，用时将药散以韭菜汁、麻油适量调成膏状，外敷创面，每日 2 次。

10. 肌注硬块

芙蓉叶软膏：新鲜木芙蓉叶 50g，凡士林 200g。木芙蓉叶洗净、晾干、捣碎，加凡士林调成软膏，后用无菌纱布平铺于硬结处，将软膏均匀涂于纱布上，反折纱布，包好，外盖塑料薄膜，胶布固定，每日或隔日 1 次。

11. 腮腺炎

芙蓉仙人糊：木芙蓉叶、仙人掌各适量。木芙蓉叶洗净；仙人掌去刺、去皮，洗净，二药一同捣烂，摊在纱布上，敷于患处，每日4次。

12. 淋巴结炎

芙蓉南星膏：木芙蓉叶 30g，生天南星 20g，夏枯草 30g。三药烘干研末，用时取适量，用蜂蜜调成膏状，敷于患部，纱布固定，每日1次。

13. 小儿惊风肚痛

芙蓉嫩叶饼：取木芙蓉叶，捣烂，和入鸡蛋，煎熟作饼，贴儿脐上，冷则随换。

14. 小儿乳房发育异常

芙蓉叶醋糊：新鲜木芙蓉叶数片，米醋适量。木芙蓉叶洗净后晾干，加入米醋捣烂调成糊状，直接外敷在乳头肿大部位，然后用纱布覆盖，胶布固定，每日1次。

15. 肾盂肾炎

芙蓉荔枝汤：鲜木芙蓉根 60g，荔枝核 30g，猪腰子1对。木芙蓉根、荔枝核加水煎煮，去渣取汁。猪腰子洗净，切片，加食盐、生姜，与药汁同煮，饮汤吃腰子。

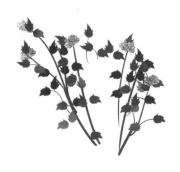

柳絮飞来片片红

清代朱克敬所撰《雨窗消意录》云：清朝书画家，"扬州八怪"之一金农，号冬心，一日应邀往蜀岗平山堂赴宴。席间东道主为助雅兴，以"飞红"为酒令赋诗一句，主人先吟出一句"柳絮飞来片片红"。语音刚落，四座哗然。众所周知柳絮乃白色，何来"片片红"？因此来宾中除冬心先生外，个个捧腹大笑。

冬心先生素来才思敏捷，见主人一副尴尬面孔，有意替主人解围，急忙站起来，款款说道："诸君何故发笑？适才主人所吟，乃是元代诗人所咏《平山堂》佳句，且听我道来。"遂朗声吟道："廿四桥边廿四风，凭栏犹忆旧江东。夕阳返照桃花岸，柳絮飞来片片红。"

众宾客听了，齐声喝彩。真是诗中有画，桃花盛开，夕阳返照，整个空间都被染上一层红色，这时飞来的柳絮也不例外，自然是"片片红"了。大家都为冬心先生的博闻强记所折服。其实哪里是什么元诗，不过是冬心先生的即席创作而已。

柳絮是植物垂柳的具毛种子。垂柳，又名杨柳、小杨、青丝柳、线柳、吊柳、水柳、清明柳，为杨柳科杨柳属落叶乔木，高可达18米。柳冠开展而疏散，有长而下垂的树枝。叶披针形至线状披针形，上面绿色，下面白色。花单生，雌雄异株，雄蕊花药红黄色。蒴果带绿褐色。种子有白色绒毛，易随风飘散。花期3～4月，果期4～5月。生于水边湿地，长江流域及华南各地均有分布。

关于垂柳的形态、生长特点等方面，《本草纲目》有过详细描述：

"杨枝硬而扬起，故谓之杨；柳枝弱而垂流，故谓之柳，盖一类二种也。……杨柳纵横倒顺，插之皆生。春初生柔荑，即开黄蕊花，至春晚叶长成后，花中结细黑子，蕊落而絮出如白绒，因风而飞。"垂柳形态优美，唐代时，它是长安城的主要绿化树种之一。特别是长安城东的灞桥、灞河边，垂柳成荫，含义深远，据说长安人东行，朋友都会到灞桥折柳送行，意即"柳者留也"，含蓄表达挽留、留情之意，这是褒义的用法。贬义的运用当推隋代无名氏的《送别歌》："杨柳青青著地垂，杨花漫漫搅天飞；柳条折尽花飞尽，借问行人归不归？"这是讽喻昏君隋炀帝巡幸不归的诗作，除了幸灾乐祸之外，绝无挽留、留情之义。

垂柳一身是宝，枝、芽、根、叶、絮均可入药，枝芽、柳絮春季采摘，柳叶、柳根夏秋采集，鲜用或晒干。柳芽除了药用，《本草纲目》还专门提到了它的食用："其嫩芽可作饮汤"，是的，柳芽可做成茶饮或菜肴：民间常用柳芽泡茶饮，或在柳芽刚萌出时采下，用开水焯一下，晾干，加精盐、葱、蒜、醋、香油等调味，凉拌而食，甚美。当然，在感冒头痛鼻塞时用之，则更为合适了，因为《本草征要》说，本品能"散风去湿，解热止痛，感冒鼻塞，用之可通。"

柳枝味苦，性寒，能祛风利尿、消肿止痛，内服可治黄疸、小便不利，外用可治疮疡肿毒、口腔病或牙病：佛教历来有"食后漱口，必嚼柳枝"的做法，据说有五大好处："一口不臭，二口不苦，三除风，四除热，五除痰痫（饮）。"李时珍则用柳枝制成牙签或牙刷来清洁牙齿，同时治疗牙病："柳枝去风消肿止痛，其嫩枝削为牙杖，涤齿甚妙。"至于干用还是鲜用，清代张志聪《本草崇原》提出了自己的见解："杨枝去风、消热、除痰痫（饮）、止齿痛诸功，大有益于人也。然削为牙杖，久则枯燥，若以生枝削用，当更见效耳。"

1. 疮疡肿毒

柳叶膏：新鲜柳叶切碎煮烂，过滤，除去残渣，浓缩至膏状，敷于患处，每日1次。

2. 眉毛秃落

柳叶生姜膏：柳叶阴干，研末，用时以生姜汁在铁器中调匀。夜间涂之，然后用手慢慢按摩，令局部有热感。

3. 漆疮

柳叶浮萍汤：柳叶 30g，浮萍 30g，艾叶 15g。加水煎煮，取汁外洗患部。

4. 高血压

柳叶丁茶汤：鲜柳叶 15g，苦丁茶 10g，臭梧桐叶 15g。加水煎服，每日分 2 次服用。

5. 疥疮

柳枝苦参汤：柳枝 30g，苦参 30g，百部 15g。加水煎煮，取汁液洗患处，每日 1 ～ 2 次。

6. 烧烫伤

柳枝米醋汤：柳枝 30g，米醋 200mL，水 200mL。煎煮 15 分钟，涂患处，每日 2 ～ 3 次。

7. 迎风流泪

柳枝麦苗汤：柳枝 10g，麦苗 15g。加水煎服，每日分 2 次服用。

8. 尿闭

柳枝车前汤：柳枝 30g，车前草 15g，车前子 15g（包煎）。加水煎服，每日分 2 次服用。

9. 风湿痹痛

柳芽茶叶饮：柳芽 3g，茶叶 2g。二药置于杯中，开水冲泡，随意饮用，每日 1 剂。

柳絮飞来片片红

10. 外伤出血

柳絮三七汤：柳絮 15g，三七 10g，紫珠草 10g。加水煎服，每日分 2 次服用。另用柳絮适量捣烂敷伤处，加压包扎。

11. 吐血

柳絮白及散：柳絮 30g，白及 20g。二药焙干，研为细末，每次使用 3g，温米汤送服。

12. 黄疸

柳花茵陈汤：柳花 6g，茵陈 15g，白茅根 30g。加水煎服，每日分 2 次服用。

13. 痔疮

柳根皮硝汤：柳根 90g，皮硝 9g。柳根水煎滚，加入皮硝，再煎数滚，倒入罐或盆内；另用圆桶 1 只，将罐放桶内，坐桶上，使药气熏入肛内，水冷为止，渣再煎，每日熏 2 次。

14. 瘿瘤

柳根枯草汤：柳根 15g，夏枯草 30g，元参 10g。加水煎服，每日分 2 次服用。

15. 风火牙痛

杨柳根须汤：柳根须 60g，连翘 15g，升麻 10g。加水煎煮，取汁液频频含漱。

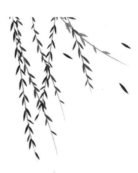

京官难解丁香结

丁香枝叶扶疏，花朵繁茂，色彩缤纷，馨香袭人。四、五月开花时节最能吸引游人。据传古时京城有一位京官，亦有文才，但对家中使役的仆从甚是苛刻，尤其是虐待厨师。有一次厨师去采办菜肴，遇见一位穷秀才，谈起主人虐待种种，秀才听了愤愤不平，并教厨师如此如此进行报复。

春节时京官设宴，朝中大小官员纷纷前来赴席，正当他们饮酒赋诗兴浓之时，厨师献上一壶冷酒，京官大怒，责问为何进冷酒？厨师连忙跪下说："冰冷酒，一点、二点、三点。请大人对下联。"京官沉吟良久，急得满头大汗，未能对出下联，从此闷闷不乐，不久，抑郁而死。

第二年春回大地，不意在京官的坟上长出一株紫丁香花，正是"一树百枝千万结，此日春风为翦开。"京官的同僚见了大悟，他终于对出下联来了："丁香花，百头、千头、万头。"前后对应，巧夺天工。这位京官死后还能"殷勤解却丁香结"，可谓死而瞑目了。

丁香，为桃金娘科丁子香属植物，常绿乔木，高大 10 米。叶对生，长方卵形或长方倒卵形。花芳香，组成顶生聚伞圆锥花序，花冠色白，稍带淡紫。浆果红棕色，长方椭圆形，种子长方形。花期 4～5 月，果期 6～10 月。原产于印度尼西亚的马鲁古群岛（摩鹿加群岛）及坦桑尼亚等地，我国广东、广西、海南、云南等地有栽培。本植物的树皮、树枝、树根、果实（母丁香）、花蕾（丁香）、花蕾的蒸馏液

（丁香露）及发挥油（丁香油）均可入药。

药食两用的丁香是指丁香的花蕾或果实，香气浓郁，可用于制作多种特色菜肴，如丁香鸡、丁香鸭、丁香头肉、丁香小鱼、丁香豆干、丁香火锅等。现代研究表明丁香具有较好的抗菌作用，因此，由丁香制成的各种食品较之一般食品更易于保鲜，且不易腐败。在古代，芬芳的丁香还常用于消除口臭，据说唐代宫廷诗人宋之问仪表堂堂、满腹经纶，但始终未能得到武则天的赏识，其原因就是口臭熏人，让人无法靠近。后来得知此情，宋之问羞愧不已，此后上朝，他口中必含鸡舌香（即丁香）以消除异味。当然，才华横溢、没了口臭的他，不久就受到器重并最终做上了天子的顾问。

丁香味辛，性温，主要功能是温胃，常用于治疗寒伤脾胃引起的胃脘胀痛、呃逆呕吐、痢疾泄泻等，如《神农本草经疏》谓之能治"饮食生冷伤于脾胃，留而不去则为壅塞胀满，上涌下泄则为挥霍撩乱"的病证。其次的功能是暖肾，可用于疝气或阴冷，如《本草蒙筌》治妇人阴冷："妇人阴户常冷，纱囊盛纳阴内，旋使转温"。此外，本品据说还能黑须发："老人拔去白须，姜汁和涂孔中，重生即黑。（《本草蒙筌》）"

丁香作为药用，有公、母之分，这种说法最早见于南北朝雷敩的《雷公炮炙论》：丁香"有雄雌，雄颗小，雌颗大"。即颗粒小的称公丁香或雄丁香，颗粒大的称母丁香或雌丁香。这种按大小的分法是不够严谨的，其实丁香的公、母是按形状来取名的，前者为丁香的果实，形状像似雄性的生殖器官；后者是丁香的花蕾，外形酷似雌性的生殖器官，即所谓"花蕾像牡是为公，果实像牝是为母"是也。两者功用相近，但药力有大有小，一般认为母丁香优于公丁香，且使用频率较高，如清代陈徽言《南越游记》说：丁香"有雄有雌，雄颗小，称公丁香；雌颗大，（药）力亦大，称母丁香。"《本草蒙筌》也说："形有大小，名列雌雄。雄丁香如钉子长，雌丁香似枣核大。凡资主治，母者用多。"而《药性切用》的看法则有些偏激：丁香"小者，名公丁香，可供食料，不入汤剂"。

1. 呃逆不止

丁香柿蒂散：丁香 3g，柿蒂 3 个。炒存性，共研细末，分 2 次开水吞服，每日 1 次。

2. 胃寒呕吐

丁香藿香汤：丁香 3g，藿香 10g，砂仁 6g（后下）。加水煎服，每日分 2 次服用。

3. 老年便秘

丁香肉桂膏：丁香 100g，肉桂 100g。烘干，共研细末。用时取适量药末，以温开水调成膏状，敷于脐部，每日 1 次，每次 30 分钟。

4. 慢性腹泻

丁香茱萸膏：丁香 100g，吴茱萸 60g。烘干，共研细末。用时取适量药末，以温开水调成膏状，敷于脐部，每日 1 次，每次 30 分钟。

5. 小儿遗尿

丁香止遗膏：丁香 100g，五倍子 100g，黄酒或白酒适量。共研细末，每取 15g，加黄酒或白酒，调匀后敷于患儿脐部，外以纱布、三角巾固定，每日 1 次，睡前敷用，次晨取掉，连续 5 ～ 7 天。

6. 牙痛

丁香止痛散：取公丁香 10 粒，研末。牙疼时将药末纳入牙缝中，一般数秒即能止疼，重者连续用 2 ～ 3 次。

7. 头痛

丁香吹鼻散：丁香 3g，白芷 15g，瓜蒂 30g。三药烘干，共研细末，头痛时，取少许药末吹入健侧鼻孔中。

8. 口腔溃疡

丁香漱口液：丁香 15g，捣碎，浓煎成药汁，含漱 5 ～ 10 分钟后吐出，每日漱口 8 ～ 10 次，一般 2 ～ 3 日治愈。

9. 腋下狐臭

丁香外搽散：母丁香适量，烘干，研为细末。用时取少许撒于腋下，用手搓揉，久用渐除。

10. 皮癣

丁香醇：取丁香 15g，75 % 酒精 100mL。丁香入酒精中浸泡 48 小时，然后去渣，置于密封瓶中保存备用。患处涂丁香醇，每日早晚各 1 次，连用 1 ～ 2 月可治愈。

11. 带状疱疹

丁香膏：丁香 80g，黄芩 100g，黄柏 100g，青黛 100g。将上药打成极细粉末，装玻璃瓶备用。用时取适量药粉以金银花水调成糊状，外敷患处，每日 2 ～ 3 次。

12. 足跟痛

丁香浴足汤：丁香 5g，附子 15g，艾叶 20g。三药共研细末，放入布袋内，用水 2000mL 煎煮 15 ～ 20 分钟。煮沸后，将患处暴露进行熏蒸，待药液温度降至适中时，患足进行浸洗，每次 30 分钟，每日 1 次。

13. 胃寒腹胀

丁香枝皮汤：丁香枝 9g，丁香树皮 6g，薤白 15g。加水煎服，每日分 2 次服用。

14. 胃寒痛

丁香油露：丁香露 30g，丁香油少许。将丁香露隔水炖温，滴入丁香油 1 ～ 2 滴，饮服。

15. 疮疡肿毒

香根苦参汤：丁香根 30g，苦参 15g，蒲公英 30g。加水煎煮，去渣取汁，外洗患处。

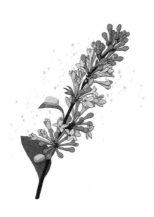

京官难解丁香结

柏叶仙子今难寻

　　唐代皇甫氏《原化记》中有一则故事，说的是柏叶仙子田鸾的家世代做官，家产殷实，可惜他的五六个兄弟，都三十不到就早夭了。二十五岁的田鸾，按时间推算，噩运或许就要降临，此时不光母亲非常担忧，田鸾自己也十分害怕。怎么办呢？有人听说华山道士知道长生不老的道术，常能消灾减祸。田鸾得到消息后，心想也许能帮他躲过一劫，于是就进山寻访，真诚求教。道士见他求医心切，态度诚恳，便指着面前的柏树说："这就是你要的长生药啊！将它的叶晒干，研成粉末，只要长期服用，就可长生不老。"田鸾按照指点去做了，六七十天后，身体就出现了烦躁发热，但他坚持服用，没有放弃。两年之后，病情趋于危重，发热更高，头痛如裂，满身生疮，母亲则哭着说："本来是为了延寿，现在反倒快被药害死了。"田鸾丝毫没有动摇，照吃不误。时至八年，病情开始恶化，身热犹如火烧，同时散发出浓重的柏叶气味，疮疡溃烂、流出黄水，大家以为必死无疑。可就在这危急的关头，病情出现了转机。一天他觉得病体没有以前那么难受，就去洗了个澡。不料跨入浴盆后，他很快就跌入梦乡，这一睡不得了，足足睡了三天三夜。而当他醒来的时候，竟发现身上的疮疡已经一扫而光，皮肤白皙光洁，眉毛胡须黑中透绿，且耳目聪明、精神焕发，宛如脱胎换骨后变了个人。他回忆说："睡着的时候，梦见几个道士唤我为柏叶仙子，并带我去道长那儿学仙术。"道长当着我面说："你暂且在人世间修行，这里有了位置就让你回来。"从那以后，田鸾隐居于嵩阳，不吃粮食，不觉饥饿。到唐代贞元年间，他已经有 123 岁了，但看上去还是早先那样年轻。

本则故事里说的柏叶，就是侧柏的枝梢及叶。侧柏，又名扁柏、柏树，为柏科侧柏属的常绿乔木，高达 20 米，胸径可达 1 米。小枝扁平，直展，排成一个平面。叶鳞形，交互对生，黄绿色或青绿色。雌雄同株，雄球花黄色，卵圆形。球果当年成熟，卵圆形，熟前肉质，蓝绿色，被白粉；成熟后木质，张开，红褐色。种子卵圆形或长卵形，灰褐色或紫褐色。花期 3～4 月，球果 9～10 月成熟。喜生于湿润肥沃地，我国多地都有分布。本植物的枝梢及叶（侧柏叶）、枝条（柏枝）、去掉栓皮的根皮（柏根白皮）、树脂（柏脂）、种仁（柏子仁）、果壳均可入药。

柏树斗寒傲雪、坚毅挺拔，生命力极其顽强，高龄的古柏更是参天蔽日、苍老遒劲。据统计，六朝古都北京的古柏，树龄在 500 年以上的约有 5000 棵，树龄最长的则可以追溯到唐朝，因此，柏树往往作为长寿不朽的象征，由此而得"百木之长"的美誉。柏树木质细密、软硬适中、芳香防蚁、耐腐耐水，又是房屋建筑、家具制造的优质木材。

柏树为长寿的象征，而侧柏叶也一直被道家看作是养生长寿之品，日常服食，习以成俗，故《本草纲目》论侧柏叶时说："柏性后凋而耐久，禀坚凝之质，乃多寿之木，所以可入服食，道家以之点汤常饮。"侧柏叶的服食方法有特别要求，这在古代书籍中有过详细记载，如宋代《太平圣惠方》说："神仙饵柏叶法，服之一年，百病除愈，服之三年，行及奔马，久服令人身轻益气力，耳目聪明，补骨髓，除风去冷，寿年千岁。柏叶二十斤，四时采，周而复始。上以水浸三宿，漉出晒干，捣罗为末，每三斤柏叶末，入炒了黑豆黄末一斤，胡麻末一斤，三味相和令匀。每服三钱，以水调下，日三服。"不过这多数是道家的做法，在中医临床上，则很少这样运用。侧柏叶味苦，性寒，能凉血止血、祛痰止咳、生发乌发，主要用于人体上下部的多种出血，如吐血、衄血、尿血、便血、崩漏，以及咳嗽痰多、头发早白或脱发

柏叶仙子今难寻

等病证。本品性质偏寒，多服久服容易伤胃而致食欲不振、进食减少，这不可视为本则故事中说的辟谷延寿作用；另外，侧柏叶服用之久暂，也要因人而异，体寒之人务必中病即止，不能仿照故事而长期服食。

侧柏一身是宝，但就养身健体而言，其成熟种仁柏子仁则浓缩了该植物的精华，故清代张秉成《本草便读》说："盖柏禀坚贞之气，而子乃柏之精英也。"柏子仁味甘滋补，不寒不热，较之侧柏叶更适合于养生保健，而且可以长期服用，如《神农本草经》说柏子仁"味甘，平，主惊悸，安五脏，益气，除湿痹。久服，令人悦泽美色，不饥、不老、轻身、延年。"《本草详节》也说："柏子仁，性平，不寒不燥，味甘而补，辛而润，其气清香，能透心肾，益脾胃，滋养之上品也。"本品养心安神、收敛止汗、润肠通便，可用于心悸怔忡、失眠健忘、夜寐盗汗、肠燥便秘等病证。现代研究表明，柏子仁具有镇静催眠、改善记忆、降血脂、降血糖、增强体质、延缓衰老等作用，较适宜于老年患者使用。唯本品富含油脂，滑肠作用明显，脾虚便溏的患者最好改用去油的柏子仁霜：即将柏子仁碾成泥状，经微热后，压去部分油脂，制成松散不黏的粉末。

1. 斑秃

侧柏叶酒：鲜侧柏叶 65g，75% 酒精 500mL。将侧柏叶浸泡于酒精中，7 日后，用棉签蘸此药酒搽患处，每日 2 ～ 3 次。

2. 肺结核

柏叶雪梨汤：侧柏叶 12g，荸草 15g，地榆 10g，雪梨肉 30g。加水煎成 300mL，每日分 2 次温服。

3. 泌尿系结石尿血

柏叶茅根汤：侧柏叶 18g，白茅根 20g，金钱草 20g。加水煎成600mL，每日分 2 次温服。

4. 回奶

柏叶洗汤：侧柏叶 10g，加 250mL 冷水煮 5 分钟，等温后用药液洗双乳房 1 次即可，30 分钟后患者乳房胀痛感明显减轻，乳汁逐渐减少，7～10 日后完全自然无痛回奶。

5. 紫癜

柏叶冰片膏：用鲜侧柏叶洗净捣烂，视出血面积大小确定用药量，加少许冰片（每 100g 侧柏叶加冰片 2g），用鸡蛋清调成糊状以 2mm 的厚度均匀涂于麻纸或软布上，外敷患处，用绷带包扎固定，每日换药 2 次。

6. 丹毒

柏叶大黄膏：侧柏叶 30g，大黄末 30g。侧柏叶捣烂，加大黄末适量捣匀，调敷患处。

7. 月经过多

柏叶槐花汤：侧柏叶 30g，槐花 10g。加水煎服，每日分 2 次服用。

8. 便秘

柏子仁粥：柏子仁 15g，粳米 100g，蜂蜜适量。柏子仁捣烂，同粳米煮粥，待粥将成时，兑入蜂蜜适量，稍煮一、二沸即可服用。

9. 心悸失眠

柏仁炖猪心：柏子仁 10g，猪心 1 个。猪心刺一个孔，将柏子仁放入猪心内，用砂锅加适量水炖烂熟，调味食用。

10. 腮腺炎

柏仁蛋清糊：鲜柏子仁适量捣烂，用鸡蛋清调敷患处，每日 1 次。

11. 小儿夜啼

柏仁黄连汤：柏子仁 6g，黄连 3g，钩藤 6g（后下）。加水煎服，每日分 2 次服用。

柏叶仙子今难寻

12. 慢性支气管炎

侧柏果壳煎：用柏子仁壳 60g，水煎分 2 次服，连服 15 天为 1 个疗程。

13. 汤火伤

柏根大黄散：柏根白皮 60g，大黄 60g。二药烘干，共研细末，备用，用时取适量，生地汁调成糊状，敷于患处。

14. 疥疮

柏脂明矾散：柏脂 15g，明矾 15g，花椒 15g。共研细末，用时取适量，以麻油调成糊状，敷于患处。

15. 关节疼痛

柏枝散：柏枝 90g，烘干，研为细末。每次 3g，用葱白汤送服，每日 2 次。

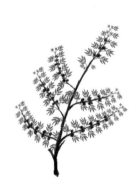

合欢情意枕中藏

　　杜羔是唐代史学家、史学巨著《通典》作者杜佑的孙子，曾任振武节度使、宫部尚书等职，死后，朝廷赠以尚书右仆射衔，并赠谥号曰"敬"，故名声不小。杜羔名声远扬，并不完全是因为他取得的辉煌业绩，妻子赵氏善为人妻、相夫有道，一直为后世妇女所效法，也扩大了他的影响。杜羔早年，因父亲病逝而精神经受过一次打击，后来母亲因战争而离散，又使他的精神遭受重创，失去双亲的他，整天嚎啕大哭，以泪洗面，其痛苦之状，正如宋人龚孟夔《送孟和卿平阳寻母》诗中所说的那样："杜羔念母心最苦，岂意一朝逢泽潞。母惊儿貌似乃翁，儿抱母啼泪如雨。"由于朝思暮想，梦牵魂绕，杜羔最终落下了缠绵难愈、每年必发的抑郁病。妻子深知杜羔得病之由，从来没有放弃寻找治疗的方法，当她发现一种植物的花瓣善治此病后，总会在鲜花初开的时候精心采摘，晾干之后藏于枕中。每当季节变化或情志刺激时，妻子定会格外关注杜羔的情绪，一旦出现发病的苗头，就会马上取出花瓣，泡好药酒，在第一时间让杜羔饮下。这样日复一日，年复一年，几乎形成了习惯。由于妻子的悉心照料和未病先防的措施得力，从此以后，杜羔的抑郁顽疾再也没有大的发作了。

　　杜羔妻子定时采集、藏于枕中的植物花瓣并不神秘，它就是通常植于庭院、路边，用于美化环境的合欢树上的合欢花。

　　合欢树，为豆科合欢属落叶乔木，高可达 16 米。树冠开展，树干灰黑色。托叶线状披针形，早落；二回羽状复叶，互生；小叶对生，线形至长圆形。头状花序在枝顶排成圆锥状花序，花粉红色。荚果带状，幼时有柔毛。种子扁椭圆形，带褐色。花期 6～7 月，果期 8～10 月。生于山坡或栽培。分布于东北、华东、中南及西南各地。

合欢因其独特的形态和吉祥的寓意深受人们的喜爱：树冠如伞，姿态舒展；花色淡红，满布枝梢；小叶对生，昼开夜合。特别是树叶的这种配对而生和昼夜开合变化，使合欢有了更多的别名，如合昏、夜合、黄昏、夜关门等，同时也赋予了合欢许多情爱的内涵，故明代文震亨《长物志》说：合欢"叶纤密，圆而绿，似槐而小，相对生，夜间成对相合，如夫妻欢好之状。"在古今的文学作品中，合欢也经常作为爱情的象征而被描写得情意绵绵，如唐代诗人杜甫《佳人》云："合昏（合欢）尚知时，鸳鸯不独宿。"从植物本身角度来看，合欢几乎与情感搭不着边，但从科学角度看，它确实又是一种敏感性很强的树种，易受外界影响。据说地震前发生的电场磁场变化以及地下水位改变都会刺激合欢树的根部，引起合欢树生物电位的异常变化，监测这种变化，可能可以提前预报地震，现在人们正在进行着这项研究。

合欢皮、花味甘，性平，能宁心安神、疏肝理气，适合于情志不悦引起的失眠证。虽然二药归类于安神药，但其调节情绪的作用远胜于安神，这正好暗合了"合欢"之名。合欢用于调节情志的方式很多，譬如古人种植合欢，通过鼻之嗅闻或目之观赏，不服其药，也能起到怡情悦志的作用："植之庭院，使人不忿。（《本草图经》）"在古代，人与人之间结下的恩怨，也有通过赠送合欢来弥合感情裂痕的："欲蠲人之忿，则赠以青裳。青裳，合欢也。（晋·崔豹《古今注》）"当然，这是情感交流获得的结果，而非药物所起的治疗效果。合欢皮、花作用相似，但前者尚有"和血消肿止痛（《本草纲目》）"的功效，可用于肺痈疮痈、跌打损伤等病证，如宋代王璆《是斋百一选方》治扑损骨折云："夜合树皮（即合欢皮，去粗皮，炒黑色）四两，芥菜子（炒）一两，为末。每服二钱，温酒卧时服，以滓敷之，接骨甚妙。"

1. 抑郁寡欢

合欢郁金汤：合欢花 10g，郁金 10g，代代花 6g。加水煎服，每日分 2 次服用。

2. 失眠多梦

合欢花皮汤：合欢花 10g，合欢皮 30g，夜交藤 30g。加水煎服，每日分 2 次服用。

3. 心烦易怒

合欢玫瑰茶：合欢花 6g，玫瑰花 3g，代代花 6g。加水煎服，每日分 2 次服用。

4. 胸闷胁痛

合欢郁金汤：合欢花 10g，郁金 10g，香附 6g。开水冲泡，当茶饮，不拘时。

5. 更年期综合征

合欢栀子汤：合欢花 10g，栀子 10g，地骨皮 30g。加水煎服，每日分 2 次服用。

6. 目糊不清

合欢桑菊汤：合欢花 10g，桑叶 15g，菊花 10g。加水煎服，每日分 2 次服用。

7. 饮食不思

合欢佛手汤：合欢花 10g，佛手 10g，鸡内金 15g。加水煎服，每日分 2 次服用。

8. 腰脚疼痛

合欢杜仲汤：合欢皮 15g，杜仲 15g，地鳖虫 10g。加水煎服，每日分 2 次服用。

9. 外伤疼痛

合欢三七汤：合欢皮 15g，三七 10g，续断 15g。加水煎服，每日分 2 次服用。

10. 肺痈脓痰

合欢桔梗汤：合欢皮 30g，桔梗 15g，鱼腥草 30g。加水煎服，每日分 2 次服用。

11. 痤疮

合欢银花汤：合欢皮 30g，金银花 30g，蒲公英 60g。加水煎服，每日分 2 次服用。

12. 瘰疬

合欢蜈蚣汤：合欢皮 15g，蜈蚣 1 条，夏枯草 30g。加水煎服，每日分 2 次服用。

13. 脱发

合欢桑椹汤：合欢皮 15g，桑椹 30g，侧柏叶 12g。加水煎服，每日分 2 次服用。

14. 心悸怔忡

合欢龙齿汤：合欢皮 15g，龙齿 15g（先煎），炒枣仁 15g。加水煎服，每日分 2 次服用。

15. 中风手足不遂

合欢地龙汤：合欢皮 15g，地龙 15g，黄芪 30g。加水煎服，每日分 2 次服用。

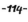

本草拾趣

50 味中药，带你走进有趣的本草世界

微风吹拂翠竹摇

翠竹外形美观，其质坚韧不拔，自古以来称松、竹、梅为"岁寒三友"，梅、兰、竹、菊为"四君子"。林黛玉在大观园住潇湘馆，四周皆种竹，一年四季龙吟细细，凤尾森森，清幽绝尘。宋代苏轼对竹钟爱有加，认为与竹相伴，使人高雅："可使食无肉，不可居无竹。无肉令人瘦，无竹令人俗。人瘦尚可肥，士俗不可医。"晋代大书法家王羲之的儿子、同是书法家的王徽之，其居处也是但有空隙，即令种竹。人问其故？曰："何可一日无此君耶？"魏、晋间有嵇康、阮籍、山涛、向秀、阮咸、王戎、刘伶等七位文士，相与友善，游于竹林，号为"竹林七贤"。有关竹的故事不胜枚举，其中又以斑竹故事最是感人。

相传尧传位于舜，并将女儿娥皇和女英许配给舜为妻。舜常外出巡视，考察诸侯政绩，赏罚分明，大公无私，臣民拥戴。娥皇、女英聪颖、贤惠、忠贞，鼎力相助舜治理国家，夫妻恩爱。有一年南方衡山一带有苗族叛乱，舜亲自南征，至苍梧之野而死。娥皇、女英悲痛万分，决心千里寻亡夫，边行边哭，泪水洒在竹竿上，落下斑斑泪痕。她们寻到湘江，因劳累过度，过江时不幸沉溺而死。人们为了纪念两位妃子，就尊她俩为潇湘之神，而斑竹上的驳纹点染，被认定为两妃洒泪渍竹而成，从此以后，此种竹便称为"斑竹"或"湘妃竹"。唐诗人刘禹锡有诗咏道："斑竹枝，斑竹枝，泪痕点点寄相思。楚客欲听瑶瑟怨，潇湘深夜月明时。（《潇湘神·斑竹枝》）"

竹，为禾本科毛竹多年生植物，冬夏常青。有木质化地下茎，有节，节间中空。节上有枝，枝上生叶常为 3 ～ 5 片，"竹"为象形字。如果竹子开花结籽，生命即到了尽头，故竹有终身只开一次花之说。我国竹的资源极为丰富，共有 25 属，250 余种，广泛分布于长江流域及华南、西南等地。竹的用途极广，可谓浑身是宝。竹不仅供观赏、制作日用品、笋可食用，而且还是良药。作为药用的竹笋、竹叶、竹花、竹茹（竹秆中间层）、竹皮（竹竿外层青皮）、竹根、竹沥（竹秆火烤流出的液汁）、竹箨（竹壳，即笋壳叶）多取自淡竹，故又称淡竹笋、淡竹叶、淡竹花、淡竹茹、淡竹皮、淡竹根、淡竹沥、淡竹箨。

竹沥味甘、苦，性寒，能清热化痰、开窍醒神，可治外感发热引起的咳嗽痰多和痰热引起的多种神经系统疾病，如中风、惊风、破伤风、癫痫等疑难杂症。《神农本草经》把竹沥喻为"竹之津液"，为竹的精华所在，并认为竹沥具有滑利走窜、无处不到的特性，善治中风急性卒仆及其后遗症半身不遂："性滑流利，走窍逐痰，故为中风家要药"，"此药能遍走经络，搜剔一切痰结，兼之甘寒能益阴而除热，痰热既祛则气道通利，经脉流转，外证自除矣。"故如遇中风，每多用之，如隋代医僧文梅《梅师方》："治产后中风口噤，身直面青，手足反张。以竹沥饮一二升，即苏。"唐代孙思邈《备急千金要方》："治中风口噤。竹沥加姜汁，日日饮之。"

竹笋功用与竹沥相近，有清热化痰作用，如《本草纲目》说："笋与竹沥功近。有人素患痰病，食笋而愈也。"竹笋味道鲜美，可做成各种菜肴，也可制成多种即食食品如罐头、笋丝等，但也不宜多食，多食能"刮肠"，对脾胃有伤害，如宋代赞宁《笋谱》说："笋虽甘美，而滑利大肠，无益于脾，俗谓之刮肠篦。"长期的食用经验告诉我们，烧笋时适当放些生姜或麻油可以避免笋对肠胃的影响，这可从李时珍《本草纲目》中找到证据："惟生姜及麻油能杀其毒。人以麻滓沃竹丛，则次年凋疏，可验矣。"

竹叶、竹茹、竹沥同出一种植物，功效相近，略有区别，如《本草新编》说："或疑竹叶、竹茹、竹沥，同一物也，何必强分其功效？

不知有不可不分者在也。竹叶轻于竹茹，虽凉心而清肺；竹茹轻于竹沥，虽清心而清胃；若竹沥则重于竹叶、竹茹，虽清心而兼补阴也。"三者皆能清心，竹叶尚能清肺，竹茹强于清胃，竹沥兼能补阴。

1. 胃热呕吐

竹茹芦根汤：竹茹30g，芦根15g，佛手10g。加水煎服，每日分2次服用。

2. 妊娠呕吐

竹茹陈皮汤：竹茹15g，陈皮15g，紫苏梗10g。加水煎服，每日分2次服用。

3. 心烦易怒

竹茹栀子汤：竹茹15g，栀子10g，代代花10g。加水煎服，每日分2次服用。

4. 百日咳

竹茹蜂蜜汤：竹茹10g，蜂蜜100g。竹茹煎水，兑入蜂蜜，再煮沸服。每日1剂，连服3日。

5. 饮酒头痛

竹皮葛花汤：竹皮30g，葛花10g，蔓荆子10g。加水煎服，每日分2次服用。

6. 小儿发热

竹叶车前汤：淡竹叶15g，车前草10g，大青叶15g。加水煎服，每日分2次服用。

7. 伤暑气虚心烦

竹叶荷叶汤：鲜竹叶10g，鲜荷叶半张，太子参10g。加水煎服，每日分2次服用。

8. 痤疮

竹叶桑叶汤：竹叶15g，桑叶15g，枇杷叶15g。加水适量，大火煮沸后改小火煎片刻。每天1剂，分2次服用。

9. 高血压

竹叶槐花汤：鲜竹叶30g，槐花10g，夏枯草15g。加水煎服，每日分2次服用。

10. 半身不遂

竹沥粟米粥：淡竹沥30g，粟米30g。先将粟米洗净煮粥，粥成下竹沥搅匀食用。

11. 汗斑

竹沥水：先将患处用温热水洗净，鲜竹沥水涂患处，每日1次。

12. 小儿多动

竹沥芦根汤：竹沥10g，鲜芦根15g，琥珀粉3g。先将芦根煎汤，兑入竹沥，睡前送服琥珀粉，每晚1次。

13. 肺痈脓肿

竹沥桔梗汤：竹沥60g，桔梗15g，甘草10g。先将桔梗、甘草煎汤，分成3份，各兑入竹沥20g，分3次服用，每日1剂。

14. 便秘

竹笋粥：鲜竹笋100g，粳米50g。竹笋切细，备用。粳米淘净，放入锅中，加水煮成粥，调入笋末，再煮一、二沸服食，每日1剂。

15. 子宫脱垂

竹根竹叶汤：竹根100g，竹叶30g，加水煎煮，取煮液外洗脱垂处，每日1次。

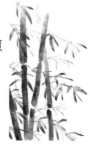

山茶独殿众花丛

孔子曰："岁寒然后知松柏之后凋也"，然而山茶却"岁寒无后凋"，恰如"青女行霜下晓空，山茶独殿众花丛"（宋·刘克庄《山茶》），给岁寒的花市平添春意。山东青岛崂山下清宫内有耐冬（山茶）数株，其中一株高二丈，大十围，花时璀璨如锦；树畔有白牡丹一丛，高一丈左右，均是明朝宫中道士种植，年久日长，遂成花仙。耐冬为姐，取名绛雪；白牡丹为妹，取名香玉。有一天，来自胶州的黄生，看到道观清幽雅静，便借读于此，不久即与香玉邂逅，交谈甚欢而相恋成婚。翌年春天，有一位姓蓝的即墨县人游下清宫，见白牡丹十分可爱，便花重金从道士手中买了去。这可苦了黄生，他天天在挖穴处悲伤哭泣，成了泪人。看到此情此景，绛雪感动了，她想为黄生做点什么，于是亲自出动，费尽周折才将白牡丹移还原处，并经躬身浇灌和精心护理，终于使黄生与香玉恩爱如初。这就是蒲松龄笔下《聊斋志异》中的名篇《香玉》故事。故事虽然是虚构的神话，但绛雪（山茶）成人之美的行动不知感动了多少的少男少女。正因为如此，如今被称为耐冬、绛雪的这棵山茶仍然亭亭玉立于下清宫中，游人至此，莫不叹赏！

无独有偶，明代戏剧家汤显祖，在江西临川（今抚州市）家中庭院内植白山茶一株，称玉茗树，并以玉茗为堂名，年年枝叶茂盛，毫无花意。当他晚年完成《牡丹亭》杂剧并演出的那天，这株玉茗树着花无数，竞相怒放，好似祝贺《牡丹亭》演出成功。该剧六百多年来久演不衰，玉茗花也年年盛开。这一东一西，一红一白的中华奇葩，相互辉映，为锦绣中华大地增添异彩。

山茶，又名耐冬，为山茶科山茶属常绿灌木或小乔木，高 10 米。单叶互生，叶片革质，倒卵形或椭圆形。花两性，单生或对生于叶腋或枝顶，大红色。蒴果近球形，果皮厚，光滑。种子近球形，背有角棱。花期 11 月～翌年 4 月，果期 9～10 月。原产我国，各地多有栽培。

山茶原产我国，为我国传统十大名花之一，早在唐代就有文献记载，如李德裕《平泉山居草木记》说："巳未岁又得番禺之山茶"，段成式《酉阳杂俎》也说："山茶，似海石榴，出桂州，蜀地亦有。"宋代时，山茶品种不断增多，栽培日渐普遍，文人赏花，留下不少诗篇，如苏轼有诗："山茶相对阿谁栽，细雨无人我独来；说似与君君不会，烂红如火雪中开。"清代李渔在《闲情偶寄》中更道出了山茶的漫长的花期和优异的品格："花之最不耐开，一开辄尽者，桂与玉兰是也；花之最能持久，愈开愈盛者，山茶、石榴是也。然石榴之久，犹不及山茶；榴叶经霜即脱，山茶戴雪而荣。则是此花也者，具松柏之骨，挟桃、李之姿，历春夏秋冬如一日，殆草木而神仙者乎？"

古代种植山茶大都用于美化环境或供人欣赏，自明代起，开始有食用和药用的记载。食用主要是山茶的叶片，如《本草纲目》说："其叶类茗，又可作饮，故得茶名。"《救荒本草》也说："山茶嫩叶炸熟水淘可食，亦可蒸晒作饮。"药用则包括山茶的花、叶、根、种子，其中以花用途最广。山茶花味苦、辛，性凉，能凉血止血、散瘀消肿，可用于吐血、咯血、衄血、痔血、血痢、便血、尿血、崩漏、跌打损伤等各种与出血、瘀血有关的病证，故《本草逢原》说它是"吐血、衄血、下血"的"要药"，是"血家之良药"。

提到山茶或山茶花，也许大家都会想到山茶油，后者是国际粮农组织首推的卫生保健植物食用油，早已进入家家户户的厨房，唯山茶油的取名容易导致误解，人们可能不假思索地认为它就是本文所说山茶种子的油。其实不然，山茶油来源于另一种油料植物油茶，它的种子含油率高，容易出油，故名油茶。山茶树和油茶树虽同属一个科属，但毕竟是两种不同的植物，之间并无瓜葛。不过 2005 年第 12 期《浙江林业》杂志上一篇名为"油茶树开出了山茶花"的报道，将两者紧密联系到了一起：原来在浙江省武义县白阳山上的东方茶花园里，一位老花农将山茶与油茶精心嫁接，结果在油茶树上开出了满园的山茶花，形成了白阳山上一道独特的景观。

1. 衄血

山茶栀子汤：山茶花 10g，焦山栀 10g，大青叶 15g。加水煎服，每日分 2 次服用。

2. 外伤出血

山茶蒲黄散：山茶花 10g，丝瓜叶 10g，蒲黄 10g。前二药焙干，研为细末，与蒲黄混匀，用时将混合药粉撒入伤口。

3. 乳头开裂疼痛

山茶白及散：山茶花 10g，白及 10g。将二药焙干，研为细末，麻油调匀，涂抹开裂乳头。

4. 妇人血崩

山茶柏叶汤：山茶花 10g，侧柏叶炭 12g，艾叶炭 6g。加水煎服，每日分 2 次服用。

5. 赤痢

山茶花散：山茶花阴干研末，加白糖拌匀，饭锅上蒸 3～4 次，每次服 6g，每日 1 次。

6. 痔疮出血

山茶槐花汤：山茶花 10g，槐花 10g，地榆炭 15g。加水煎，取汁代茶饮。

7. 咯血

山茶白及汤：山茶花 6g，白及 10g，藕节炭 15g。加水煎服，每日分 2 次服用。

8. 带下

山茶腥草汤：山茶花 10g，鱼腥草 30g，白槿花 10g。加水煎服，每日分 2 次服用。

9. 牙痛

山茶石膏汤：山茶花 30g，生石膏 30g（先煎），连翘 15g。加水煎服，每日分 2 次服用。

10. 跌打损伤

山茶三七汤：山茶根 15g，三七 6g，红花 6g。加水煎，兑黄酒服用，每日 2 次。

11. 食积腹胀

山茶莱菔汤：山茶根 15g，莱菔子 10g，水红花子 10g。加水煎服，每日分 2 次服用。

12. 痈疽肿毒

山茶公英糊：鲜山茶叶、鲜蒲公英各适量，洗净，捣烂外敷。

13. 汤火伤

山茶叶散：山茶叶 100g，烘干，研为细末，备用。用时取适量，撒于烫伤皮肤。

14. 脂溢性脱发

山茶龙胆汤：山茶子 15g，龙胆草 20g，苦参 30g。加水煎煮，去渣取汁，外洗头皮、头发 20 分钟，每日 1 次。

15. 痤疮

山茶黄连散：山茶叶 60g，黄连 30g，苦参 30g。烘干，共研为末，睡前取适量，水调敷于患处，次日去除。

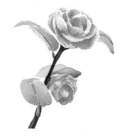

佩戴茱萸远瘟疫

南北朝范晔《后汉书·方术列传》记载，东汉时期，河南人费长房曾跟悬壶济世的壶公入山学仙，学仙未成，却学到了一道精湛的医术，从那以后他便能医百病、驱瘟疫、令人起死回生。费长房指导徒弟预防瘟疫的故事在南北朝文学家吴均《续齐谐记》一书中有过生动记述：学徒桓景跟费长房学道，快到重阳节的时候，费长房把桓景叫到身边说："九月九日你家会有一场灾难，要想躲过厄运，就得赶快回家，准备好内盛中药吴茱萸的药袋，让家人系于臂，然后一起登上高山，喝上菊花酿制的药酒，这样灾祸就可避免了。"桓景按照师父的指点去做了，那天一早全家就去登山，当傍晚回来时，发现家里的鸡、犬、牛、羊全都突然死去了，无一幸免。消息传到师父耳里，费长房长长舒了口气，自言自语道："还好还好，那是家禽顶替了家人的灾祸，幸哉！幸哉！"从那时起，世人每到这个日子，都会登高饮酒、身佩茱萸药囊，意在躲避疫病、远离感染。

九月九日正好是重阳佳节，自汉时起，重阳节便与吴茱萸结下了不解之缘，而唐代诗人王维的一首《九月九日忆山东兄弟》诗，则让节日里身处异乡的人们拉近了与家人的思念之情："独在异乡为异客，每逢佳节倍思亲。遥知兄弟登高处，遍插茱萸少一人。"

吴茱萸，又名食茱萸、吴萸，为芸香科吴茱萸属常绿灌木或小乔木，高 3～10 米。奇数羽状复叶对生，小叶椭圆形至卵形。聚伞圆锥花序，顶生，花瓣白色，长圆形。果实扁球形，成熟时裂开成 5 个果瓣，紫红色。每分果有种子 1 个，黑色，有光泽。花期 6～8 月，果期 9～10 月。生于疏林下或林缘旷地，我国东部、南部各省多有分布。吴茱萸的果实（吴茱萸）、叶（吴茱萸叶）、根（吴茱萸根）均可入药。

费长房是东汉时人，故事中九月九日戴茱萸、喝菊花酒当然也是发生在该时期，但此习俗其实在西汉时期已经形成，所不同的是，前者明确指出用于预防疾病，后者则说令人长寿："汉武帝宫人贾佩兰，九月九日佩茱萸、食饵、饮菊花酒，方令人长寿。（西汉·刘歆《西京杂记》）"无论是防病也好，延寿也好，都说明两汉时期，吴茱萸已有药用记载了。吴茱萸香气浓郁，既能辟邪防疫，也能防虫防霉：米中放有茱萸药袋，则不易生虫；动物中药（如蛤蚧）与之同贮，药材不易变质。

吴茱萸也供作食用，这可能比药用还要早一些。因为在西汉元帝时，史游所著的儿童启蒙读物《急就篇》就罗列了许多做菜用的调味品，其中之一就是吴茱萸："葵韭葱薤蓼苏姜，芜荑盐豉醯酢酱；芸蒜荠芥茱萸香，老菁蘘荷冬日藏。"吴茱萸味辛气香，用于做菜，可以去腥。

吴茱萸味辛、苦，性温，能温中散寒、解郁燥湿、防腐杀虫，可用于脘腹冷痛、阴寒头痛、疝气腹痛、经行腹痛、脚气肿痛、呕吐吞酸、寒湿泄泻、恶疮虫毒、龋齿牙痛等病证。本品不足之处就是苦味较重，怕苦患者可以选择外用，盖吴茱萸为最常用的穴位贴敷药之一，外治疗效不输内服。如贴敷神阙穴（肚脐）善治遗尿、癃闭、便秘、泄泻、消化不良、腹痛、腹胀、痛经等病证；贴敷涌泉穴（足心，即脚底前 1/3 与后 2/3 的交界处）能引火下行，可治口疮、咽痛、呃逆、流涎、失眠、鼻衄、高血压、小儿发热等病证。

吴茱萸也有禁忌证，凡阴血不足、易于上火的患者要避免使用，用之容易引发心烦、痔疮，或加重眼病："食茱萸，味辛苦，性大热。多食动脾火，发浮肿虚患，发疮痔。有目疾火证者，忌食。（元·贾铭《饮食须知》）"

1. 胃寒腹痛

吴萸香附汤：吴茱萸 6g，香附 10g，高良姜 6g。加水煎服，每日分 2 次服用。

2. 胃寒呕吐

吴萸生姜粥：吴茱萸 2g，生姜 2 片，粳米 50g。吴茱萸研为细末，与生姜、粳米入锅，加水煮粥，粥成即食。

3. 嗳气吞酸

吴萸黄连汤：吴茱萸 3g，黄连 5g，水红花子 15g。加水煎服，每日分 2 次服用。

4. 疝气腹痛

吴萸乌药汤：吴茱萸 6g，乌药 10g，青皮 10g。加水煎服，每日分 2 次服用。

5. 五更泄泻

吴萸荜茇汤：吴茱萸 6g，荜茇 6g，肉豆蔻 10g。加水煎服，每日分 2 次服用。

6. 湿疮

吴萸醋精糊：吴茱萸 80g，醋精 50mL。吴茱萸研为细末，用醋精调成软膏，外涂患处，每日 2 ～ 3 次。

7. 牛皮癣

吴茱萸膏：吴茱萸 10g，研极细末（过 100 目筛），加药用凡士林 90g，置乳钵内研磨均匀，分装备用。用时取软膏适量，每日 2 次涂于患处，涂药后按摩局部片刻，以促进药物吸收。

8. 咽喉疼痛

醋调吴萸糊：吴茱萸 30g，醋适量。吴茱萸研末，用时取适量，加醋调成糊状，睡前敷于足心涌泉穴，用纱布固定，晨起去除。

9. 口腔溃疡

吴萸细辛糊：吴茱萸 15g，细辛 15g。共研为末，用时取适量，用温水调成糊状，睡前敷于足心涌泉穴，用纱布固定，晨起去除。

10. 婴幼儿泄泻

醋调吴萸糊：吴茱萸 30g，醋适量。吴茱萸研末，用时取适量，加醋调成糊状，睡前敷于神阙穴，用纱布固定，晨起去除。

11. 遗尿

吴萸五倍糊：吴茱萸 30g，五倍子 30g。共研为末，用时取 20g，加温水调成糊状，睡前敷于神阙穴，用纱布固定，晨起去除，连用 3 日。

12. 手术后肠麻痹

萸叶热熨方：鲜吴茱萸叶 45g，捣烂炒热，用纱布包敷脐部，外加热水袋热熨。

13. 毒疮久烂不愈

萸叶外洗汤：鲜吴茱萸叶 60g，洗净，加水煎煮，取汁，外洗患处，早晚各 1 次。

14. 痛经

萸根香附汤：吴茱萸根 50g，香附 10g，元胡 10g。加水煎服，每日分 2 次服用。

15. 头风痛

萸根猪肉汤：吴茱萸根 50g，猪肉 60g，生姜、黄酒、酱油适量。吴茱萸根加水煎煮，去渣取汁；猪肉洗净，切片，加生姜、黄酒、酱油、药汁，煮熟。喝汤吃肉。

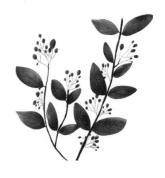

牡丹含芳待客来

唐朝中叶北方长安（今西安）、洛阳等地赏牡丹风气很盛，而当时南方尚无牡丹栽培。公元822年冬白居易调任杭州刺史，对长安"花开花落二十日，一城之人皆若狂（白居易《牡丹芳》）"的情景尤其难以忘怀。次年春天，差人遍访杭城何处有牡丹可赏？不久打听得只有开元寺有一丛牡丹，是该寺僧人惠澄刚从京城运来，植于寺中，白居易非常高兴，打算前往观赏。

再说当时有一位睦州（今建德县）才子徐凝，很想拜识白居易，从富春江来到杭州，正值春光明媚，路过开元寺，见寺内围栏中有牡丹一丛正含苞待放，花四周还用油幕（透明罩）覆盖，以防淫雨和暴晒，当时南方牡丹是稀有花卉，十分珍贵，徐凝见此芳丛当即写下《题开元寺牡丹》七律一首："此花南地知难种，惭愧僧闲用意栽。海燕解怜频睥睨，胡蜂未识更徘徊。虚生芍药徒劳妒，羞杀玫瑰不敢开。惟有数苞红萼在，含芳只待舍人来。"徐凝写毕，意欲离寺，正好此时白居易也赶来观赏，说也凑巧，就在这个时候，那红萼真的应了"含芳只待舍人来"的诗句，开始含苞绽放了，好像是在迎接客人的到来。白居易看过诗后，得知徐凝是专程前来拜访自己并以此诗相赠时，大喜过望，赞赏之余，便热情邀请徐凝到家作客，继而介绍与诗人元稹相识。三人由此结为好友，从此相互酬唱不绝。

牡丹，又名谷雨花、木芍药、铁牛角、洛阳花、鹿韭、鼠姑、花王等，为毛茛科芍药属多年生落叶小灌木，高1～2米。根茎肥厚，枝短而粗壮。叶互生，通常为二回三出复叶，小叶卵形或广卵形。花单生于枝端，玫瑰色、红色、紫色或白色。果实卵圆形，绿色。花期5～7月，果期7～8月。生于向阳及土壤肥沃的地方，原分布于我国西北各地，现全国各地均有栽培。

牡丹被称为花中之王、国色天香，与芍药科属相同，故常相提并论而彰显其美，如《本草纲目》说：牡丹"唐人谓之木芍药，以其花似芍药，而宿干似木也。群花品中，以牡丹第一，芍药第二，故世谓牡丹为花王，芍药为花相。"唐代刘禹锡《赏牡丹》诗亦云："庭前芍药妖无格，池上芙蕖净少情；唯有牡丹真国色，花开时节动京城。"牡丹产地不一，品种繁多，其中最负盛名的要数洛阳的牡丹了，传说洛阳牡丹是因武则天贬谪而因祸得福："武后诏游后苑，百花俱开，牡丹独迟，遂贬于洛阳，故洛阳牡丹冠天下。"

牡丹花花色多样，且有单瓣、重瓣、复瓣之异，而入馔入药，古代主张取用红、白单瓣者，如《本草纲目》说："牡丹，惟取红白单瓣者入药，其千叶异品，皆人巧所致，气味不纯，不可用。"供作食用，牡丹花吃法很多："汤焯可，蜜浸可，肉汁烩亦可。（清·顾仲《养小录》）"也可在菜中点缀，增添色彩："宪圣喜清俭，不嗜杀。每令后苑进生菜，必采牡丹片和之。（南宋·林洪《山家清供》）"作为药用，牡丹花味淡性平，能散结消肿、活血化瘀，可用于月经不调、经行腹痛的妇科病，或喉头水肿、吞咽困难的喉痹证，如《本草征要》说："此花泻伏火而散结，又能凉血活血，故急症关下喉痹用之，有奇功。"

牡丹皮，为牡丹的根皮，又称丹皮，味辛、苦，性凉。其清热、凉血、消瘀功效颇有特点：它能清热，因善清"骨蒸潮热"而被誉为"凉骨蒸灵丹"（《药鉴》）。所谓骨蒸，是一种自觉虚热从骨中深处向外透发的病证，常见于肾阴亏虚的患者，可用六味地黄丸（地黄、山茱萸、山药、丹皮、茯苓、泽泻）治疗，方中丹皮用意即在于此。它能凉血，血遇寒则凝，故不止血而血自止；又能消瘀，血自止而不留瘀，临床上常用于外感发斑、内伤紫癜等血热出血证。丹皮的消瘀作用除去消散瘀斑，还能消散腹部的瘀块，目前药店里出售的针对子宫肌瘤、卵巢囊肿、盆腔炎性包块的中成药桂枝茯苓胶囊（桂枝、茯苓、丹皮、桃仁、芍药），就包含有消瘀的丹皮，其用途正如明代薛己《本草约言》说："除肠胃之瘀血，破女子之坚瘕。"

1. 咽喉堵塞、吞咽困难

丹花射干茶：鲜牡丹花瓣 15g，射干 10g。加水煎煮，当茶饮，缓缓吞咽。

2. 颜面色斑

牡丹花粥：鲜牡丹花瓣 30g，红花 10g，粳米 200g，蜂蜜 50g。鲜牡丹花瓣洗净，切碎；红花洗净；粳米淘净，加水煮粥；当粥快成时，加入牡丹花、红花，调入蜂蜜，即可服用。

3. 瘀血痛经

丹花牛肉丝：仔牛肉 150g，鲜牡丹花瓣 100g，鸡蛋清 1 个，红葡萄酒、水淀粉、胡椒粉、盐适量。牛肉洗净，切丝；牡丹花瓣洗净，切丝，在沸水中焯一下，取出，沥干水分；将鸡蛋清、水淀粉、红葡萄酒调匀；把牛肉片放入上述调匀之水淀粉中浸泡 4 小时；锅中油热时，把牛肉和牡丹花丝倒入，大火快炒，加盐、胡椒粉调味盛盘，即可服用。

4. 感冒头痛

丹皮桑叶汤：牡丹皮 12g，桑叶 10g，蔓荆子 10g。加水煎服，每日分 2 次服用。

5. 咽痒咳嗽

丹皮杏仁茶：牡丹皮 9g，杏仁 12g，枇杷叶 10g，绿茶 12g，红糖适量。将杏仁用清水洗净，晾干，碾碎备用。牡丹皮、绿茶、杏仁、枇杷叶分别用清水洗净，一起放入锅中，加入适量清水，煎汁，去渣。最后入红糖融化，倒入杯中即可饮服。

牡丹含芳待客来

6. 湿疹

丹皮黄连汤：牡丹皮 15g，黄连 6g，千里光 15g。加水煎服，每日分 2 次服用。

7. 过敏性紫癜

丹皮生地汤：牡丹皮 12g，生地 15g，紫草 10g。加水煎服，每日分 2 次服用。

8. 糖尿病

丹皮葛根汤：牡丹皮 12g，葛根 15g，天花粉 15g。加水煎服，每日分 2 次服用。

9. 高血压

丹皮天麻汤：牡丹皮 15g，天麻 10g，臭梧桐叶 30g。加水煎服，每日分 2 次服用。

9. 更年期综合征

丹皮栀子汤：牡丹皮 15g，栀子 10g，地骨皮 30g。加水煎服，每日分 2 次服用。

10. 高热惊风

丹皮白芍汤：牡丹皮 12g，白芍 15g，羚羊角 6g。前二药加水煎煮，取汁；羚羊角另炖，取汁。两汁混匀，每日分 2 次服用。

11. 过敏性鼻炎

丹皮苍耳汤：牡丹皮 15g，苍耳子 10g，薄荷 6g。加水煎服，每日分 2 次服用。

12. 鼻衄

丹皮栀子汤：牡丹皮 15g，栀子 10g，白茅根 30g。加水煎服，每日分 2 次服用。

13. 小腿丹毒

丹皮银花汤：牡丹皮 15g，金银花 30g，全蝎 3g。加水煎服，每日分 2 次服用。

14. 高血压

丹皮红藤汤：牡丹皮 15g，红藤 30g，败酱草 30g。加水煎服，每日分 2 次服用。

15. 大便出血

丹皮白及汤：牡丹皮 12g，白及 10g，槐花 30g。加水煎服，每日分 2 次服用。

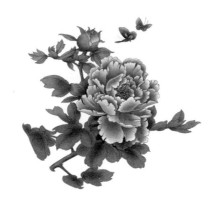

牡丹含芳待客来

摩顶济人佛手柑

历代诗人对佛手多有吟咏。宋代诗人杨巽斋咏《佛手花》七绝道："丹葩点漆细馨浮，苍叶轻排指样柔。香案净瓶安顿了，还能摩顶济人不。"那佛手花的五枚花瓣上白下紫，馨香远播，玲珑可爱。苍翠的叶子排列成花序样美丽。待到秋冬时节，所结的果实犹如佛祖的手一样，诗人将它盛在净瓶清供于香案之上，忽发奇想，佛手能不能对世人摩顶，普救众生？

佛手除病痛、救众生，在民间确实流传着一则故事，说的是金华罗店住着一对母子，母亲患有胸满腹胀的疾病，虽四处求医，仍无法解除病痛。一日儿子梦见一位仙女给了他一只玉手样的果子，母亲闻到果香后胸腹胀满的毛病马上消失了。梦醒之后，儿子得到了启示，于是发誓要找到这种果子，他翻山越岭，历尽艰辛，终于在一座山上发现了一片这样的果子树：金果满枝，金光耀眼。就在此时，梦中所见的那位仙女也飘然而至，送他这种称作"天橘"的果子和树苗。儿子一回到家，母亲便闻到扑鼻而来的果香，顿时胸腹舒畅，胀满若失。而带回的树苗，经过儿子精心培植，也开始在村头屋后遍地开花，硕果累累。此举不只家人获益，也惠及百姓。于是乡亲们猜想说，此仙女莫不就是救世观音、天橘即是观音玉手？这或许就是"佛手"名称的由来。

佛手，又名佛手柑、佛手香橼，福寿柑，为芸香科柑橘属常绿小乔木或灌木。老枝灰绿色，幼枝略带紫红色，有短而硬的刺。单叶互生，叶片革质，长椭圆形或倒卵状长圆形。花单生、簇生或为总状花序，花瓣内面白色，外面紫色。柑果卵形或长圆形，先端分裂如拳状，或张开似指尖，表面橙黄色，粗糙，果肉淡黄色。种子数颗，卵形。花期4～5月，果熟期10～12月。喜生长于温暖湿润、雨水充足地区，浙江、福建、江西、安徽、广东、广西、四川、云南等地有栽培。果实（佛手）、果实的蒸馏液（佛手露）、花朵和花蕾（佛手花）均可入药。

佛手原产佛教之国印度，之后传入各国。据史料记载，我国佛手的栽培史始于北宋五年，距今已有近千年的历史。由于其似花非花，似果非果，形态奇特，妙趣横生，深受人们的钟爱，历来被誉为"果中之珍品，世上之奇卉"。佛手形色产地有别，种类名称繁多：其果形不同的有指佛手和拳佛手，花色不同的有红花佛手和白花佛手，产地不同的有川佛手（四川）、建佛手（福建）、滇佛手（云南）、广佛手（两广）和金佛手（金华）。其中最为著名的要数浙江金华的"金佛手"和广东肇庆的"广佛手"，前者"味不可口，而清香袭人，置之案头，可供玩赏"（清·王孟英《随息居饮食谱》），观赏价值最高；后者品质正宗，药力强劲，为广东地道药材"十大广药"之一，药用价值最大。

古代文人对佛手的种植、形态、色泽、香气多有生动描述，其中对香气的描述着墨尤重，如清代诗人李琴夫《咏佛手》写道："白业堂前几树黄，摘来犹似带新霜。自从散得天花后，空手归来总是香。"又如古代乡土诗人雪樵也写道："苍烟罨丘壑，绿橘种千百。黄柑尤佳丽，伸指或握拳。清香扑我鼻，直欲吐龙涎。"这种沁人心脾的馨香物质可以从佛手蒸馏中萃取而得（精油），它在佛手防病治病中占据重要作用。现代研究表明，佛手精油除抗菌作用外，其清新淡雅香味对情绪有双向调节作用，它既可使人精神兴奋，又能使人精神放松。在国外，佛手精油经常用作芳香疗法，有报道说，佛手精油和薰衣草精油混合后嗅闻，可有效降低原发性高血压患者的血压。

中医认为佛手味辛、苦，性温，能疏肝理气，对情志的调节作用与现代研究是一致的，故常用于情绪失调所致的心烦易怒、胸闷胁痛、

摩顶济人佛手柑

乳房胀痛、月经不调；还能和胃化痰，可用于肠胃功能异常的脘腹胀痛、嗳气恶心："胃气疼，佛手柑新瓦焙为末（黄色），烧酒送下，每服三钱。(《滇南本草》)"也可用于顽痰胶结的久咳不止："佛手柑……治一切年久老痰结于胸中不散，煎此久服，可化痰、清火、延年。(《滇南本草》)"

1. 胃脘胀痛

佛手酒：佛手 50g，白酒 1000mL。将佛手洗净，切成小块，置容器中，加入白酒，密封，1 周后即可开封饮用。每次服用 15mL，每日 2 次。

2. 食欲不振

佛手粥：佛手 10g，粳米 100g，冰糖适量。将佛手洗净，切碎，加水煎取汁液。以佛手汁液与粳米煮粥，加冰糖调味，每日服用 1 次。

3. 痢疾后重

佛手黄连汤：佛手 10g，黄连 6g，木香 10g。加水煎服，每日分 2 次服用。

4. 癥瘕

佛手三棱汤：佛手 10g，三棱 12g，莪术 12g。加水煎服，每日分 2 次服用。

5. 咳嗽有痰

佛手陈皮茶：佛手 6g，陈皮 6g，甘草 3g。煎水代茶饮，每日 1 剂，不定时饮用。

6. 过敏性哮喘

佛手炖蜜：佛手 10g，蜂蜜 30g。炖服，每晚 1 次，连服 10 晚。病情改善，可改为 3～7 天 1 服。

7. 肝病恶心

佛手生姜汤：佛手 10g，生姜 6g，白糖适量。将佛手、生姜水煎取汁，加入白糖调匀服用。

8. 胆囊炎胁痛

佛手郁金汤：佛手 10g，郁金 10g，金钱草 30g。加水煎服，每日分 2 次服用。

9. 乳房胀痛

佛手香附汤：佛手 10g，制香附 10g，代代花 6g。加水煎服，每日分 2 次服用。

10. 带下

佛手炖猪肠：佛手 20g，猪小肠 100g。将猪小肠洗净切段，与佛手共放锅中，加适量水用文火炖熟，加食盐调味，分 2 次食用，每日 1 剂。

11. 失眠

佛手枣仁汤：佛手 10g，酸枣仁 30g，甘草 6g。加水煎服，每日分 2 次服用。

12. 瘰疬

佛手元参汤：佛手 10g，元参 15g，夏枯草 15g。加水煎服，每日分 2 次服用。

13. 抑郁易怒

三花汤：佛手花 10g，栀子花 6g，玫瑰花 6g。加水煎服，每日分 2 次服用。

14. 暑天困倦

佛花菖蒲汤：佛手花 10g，石菖蒲 6g，厚朴花 10g。加水煎服，每日分 2 次服用。

15. 梅核气

佛手银花露：佛手露 30g，金银花露 30g。两露混匀，缓缓含咽，不拘时。

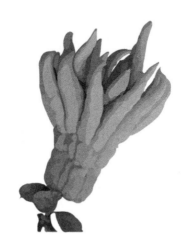

栀子香清水影寒

据《野人闲话》记载：后蜀国主孟知祥称帝后，喜爱治理苑囿花圃，搜集奇花异卉。曾得花苗两株，命园丁悉心养护，过了一段时间，长成两株小树，枝叶婆娑。不久，大型重瓣六出的红色栀子花在熏风中斑斓开放，香气袭人。蜀主喜爱非常，把红栀子花描在团扇上，绣在衣服上，或用素绢、鹅毛制成栀子花状，染成红色给宫女作首饰，以添艳美。

红花栀子是栀子的罕见品种，后世难以觅见，故《花镜》说："红栀子花，近日罕见此种"，物稀为贵，故深得蜀主喜爱。白花栀子，人所常见，花瓣如玉，淡雅清香，在盛夏开放之际，倘有微风吹拂，则有凉气来袭之感，故能起到消暑清心之作用，宋代女诗人朱淑真有《栀子》诗道："一根曾寄小峰峦，蒼葡香清水影寒。玉质自然无暑意，更宜移就月中看。"蒼葡，乃栀子别名。明代大画家沈周在题《栀子花诗》时也赞道："雪魄冰花凉气清，曲阑深处艳精神。一钩新月风牵影，暗送娇香入画庭。"两诗水清冰凉，大有使人"对花六月无炎暑，受用此花无尽香"之感。

栀子，又名山栀子、黄栀、黄栀子、卮子、詹葡、木丹、越桃等，为茜草科栀子属常绿灌木，高 1～2 米。单叶对生，叶片革质，椭圆形、阔倒披针形或倒卵形。花大，极芳香，顶生或腋生，初白色，后变乳黄色。果实深黄色，倒卵形或长椭圆形，有翅状纵棱。种子多数，鲜黄色，扁椭圆形。花期 5～7 月，果期 8～10 月。生于丘陵山地或山坡灌林中，分布于中南、西南及江南等地。本植物的果实（栀子）、叶、花、根均可入药。

栀子果实颇似酒器"卮"，故有"卮子"之名："卮，酒器也，栀子象之，故名。（《本草纲目》）"栀子颜色深黄，可作黄色颜料使用，古代用于染制王室人员的服饰，能彰显其品位高贵，如东汉应劭《汉宫仪》记载："染园出栀、茜，供染御服"。另有报道，考古学者曾经在湖南马王堆汉墓中发现一块染织品，经考证，其采用的染色原料取自栀子。栀子在现代仍有作为染料使用的，但更多的是用作食品染色剂，譬如广西有一种远近闻名的小吃，叫作五色糯米饭，里面有黑、黄、灰、白、紫五种颜色，其中黄色即源自栀子熬出来的天然色素。

栀子果实的药用记载虽早，但在汉代，栀子主要用于制作染料，与茜草制作红色染料一样，种植栀子往往获利匪浅，据《史记·货殖列传》记载，拥有千石栀子者，其收益能与千户侯的俸禄相比拟："卮、茜千石，与千户侯等，言获利博也。"到了南北朝，栀子染用的局面没有得到根本的改变，故陶弘景《本草经集注》说："今皆入染用，于药甚稀。"这说明栀子作为中药广泛使用，应该是后来的事。

栀子味苦，性寒，能泻火除烦、清热利湿、凉血解毒，可用于热病心烦、头痛头胀、目赤涩痛、黄疸淋证、吐血衄血、疮疡伤肿等病证。如宋代陈直《养老奉亲书》治目赤涩痛有栀子仁粥："食治老人热发，眼赤涩痛，栀子仁粥方：栀子仁一两。上为末，分为四服。每服用米三合煮粥，临熟时下栀子末一分，搅令匀食之。"

1. 鼻出血

栀子血余散：栀子 10g，血余炭（头发灰）10g。先将栀子炒焦，与血余炭共研细末，用时取少许，吹入患侧鼻孔。

2. 热病心烦

栀子豉汤：栀子 10g，淡豆豉 10g。加水煎服，每日分 2 次服用。

3. 黄疸型肝炎

栀子茵陈汤：栀子 10g，茵陈 30g，蒲公英 30g。加水煎服，每日分 2 次服用。

4. 声音嘶哑

栀子柿霜散：栀子 3g，柿霜 3g。将栀子烘干，研为细末，与柿霜混匀，开水送服，每日 1 ～ 2 次。

5. 扭伤

栀子黄酒糊：生栀子适量，打碎，用黄酒、米醋或鸡蛋清调成糊状，敷贴患处。

6. 酒糟鼻

栀子黄芩汤：栀子 15g，黄芩 15g，龙胆草 10g。加水煎服，每日分 2 次服用。

7. 目赤肿痛

栀子菊花汤：栀子 10g，菊花 10g，生大黄 6g。加水煎服，每日分 2 次服用。

8. 小儿夜啼

栀子钩藤汤：栀子 6g，钩藤 6g（后下），黄连 3g。加水浓煎，每日分 2 次服用。

9. 血淋涩痛

栀子滑石汤：栀子 10g，滑石 30g（包煎），小蓟 15g。加水煎服，每日分 2 次服用。

10. 痔疮

栀叶槐花汤：栀子叶 10g，槐花 30g，地榆 30g。加水煎服，每日分 2 次服用。

11. 疔疮

栀叶黄连汤：栀子叶 10g，黄连 6g，千里光 15g。加水煎服，每日分 2 次服用。

12. 伤风咳嗽

栀花荆芥汤：栀子花 6g，荆芥 10g，炙枇杷叶 15g。加水煎服，每日分 2 次服用。

13. 颜面色斑

栀花地黄粥：鲜栀子花瓣 30g，生地黄 50g，粳米 100g，冰糖 20g。鲜栀子花瓣在沸水中焯后，挤干水分；生地黄洗净、切片，加水煎汁，滤去药渣备用；用粳米、生地黄煎汁加水煮粥，粥将成时，加入栀子花和冰糖，再略煮即可食用。

14. 牙痛

栀根牛膝汤：栀子根 30g，川牛膝 30g，石膏 30g（先煎）。加水煎服，每日分 2 次服用。

15. 肾脏性水肿

栀根炖母鸡：栀子根 120g，孵仔母鸡 1 只，生姜、黄酒、食盐适量。将鸡切块洗净，与栀子根、生姜、黄酒、食盐同入锅中，加水炖烂，去渣食之。

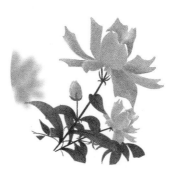

大禹治水遗余粮

　　大约在公元前 2200 年，华夏大地，洪水滔滔，几乎年年泛滥成灾，百姓饱受水患之苦。鲧奉尧帝之命治理洪水，采用筑堤防水之法，因历经九年未能治平，而被尧帝的继任者舜帝杀死在羽山。后来鲧的儿子禹（也称大禹）继承父亲未竟事业，亲赴水灾地区考察，跋山涉水，历十三年，三过家门而不入，终于设计出一套"改堙为导，疏堵结合"的治水新方案，终于制服了历年猖獗的洪水。

　　十三年的野外治水生涯，几乎天天风餐露宿，为了防止挨饿，大禹的麦饭经常随身携带。由于治水流动性大，朝东夕西，餐无定时，常将吃剩的余粮遗忘在旅途之上、江河之中，从此以后，凡是大禹足迹所到之处，都生长着一种奇异药草。人们为了寄托对大禹的怀念之情，就把这种草药取名为"禹余粮"："今药中有禹余粮者，世传昔日禹治水，弃其所余粮于江中，生为药也。（南北朝·任昉《述异记》）"

　　禹余粮的药名来源可引出一个个神话般的传说，但南北朝药学家陶弘景的说法更贴近现实："言昔禹行山乏食，采此充粮而弃其余，故有此名。（《本草经集注》）"

　　禹余粮到底是怎样一种草药呢？为了揭开它的神秘面纱，我们来看一看陶弘景在注后部禹余粮（同名矿物药）时，对它如何进行描述的："南中平泽有一种藤，叶如菝葜，根作块有节，似菝葜而色赤，味如薯蓣，亦名禹余粮"。李时珍分析这段话后得出的结论是贴切的，这种草本禹余粮，或称草禹余粮，就是现在常说的土茯苓。据此推断，土茯苓另有别名禹余粮、草禹余粮、仙遗粮、冷饭团、硬饭，这些别名无疑包涵了大禹治水艰辛历程的深层含义。

土茯苓，为百合科菝葜属攀援灌木，长1～4米。茎光滑，无刺。根茎块状粗厚，有明显结节。单叶互生，狭椭圆状披针形至狭卵状披针形。伞形花序腋生，花绿白色。浆果球形，熟时紫黑色，花期5～11月，果期11月至次年4月。主要分布于长江以南各省。根茎入药。

土茯苓的食用历史可以上溯至舜帝时期，后世医书多有记载，如《神农本草经》说："炼饵服之，不饥、轻身、延年"，《本草纲目》也说："其大若鸡鸭子，连缀而生，远离尺许，近或数寸，其肉软，可生啖"。土茯苓的药用显然迟于食用，明代以前，人们对土茯苓的诸多功用已有认识，但未引起足够重视，只是明弘治、正德年间，由于杨梅疮（梅毒）盛行，自南而北，遍及海宇，为了控制梅毒，医生开始轻率使用毒药轻粉等（含汞有毒）药治疗，结果导致数不胜数的患者"毒留筋骨，溃烂终身"（《本草纲目》），此时，人们才开始正视土茯苓，因为该药治梅毒疗效独特，安全可靠，几乎无遗害之忧，同时又能化解汞剂中毒，因此一时被医生奉为至宝，广加应用。

土茯苓有红、白之分，红土茯苓，又称红土苓，为光叶菝葜的根茎；白土茯苓，又白土苓，为肖菝葜的根茎。明代《本草纲目》说：土茯苓"有赤白二种，入药用白者良"。但现代研究表明，红、白土茯苓药理作用基本类似，可互为替代使用。本品味甘、淡，性平，能清热除湿、泄浊解毒、通利关节，可用于梅毒、汞中毒、痈肿疮癣、瘰疬瘿瘤、风湿挛痛、痢疾泄泻等病证。

1. 瘰疬溃烂

土茯苓粥：土茯苓60g，粳米100g。土茯苓洗净，水煎取汁，加粳米煮成粥，食用。

2. 痛风

土茯苓红花汤：土茯苓60g，红花10g，川牛膝15g。加水煎服，每日分2次服用。

3. 带下

土茯苓糖茶：土茯苓 30～50g，白糖或红糖适量。土茯苓与糖加水 2 碗半，煎至 1 碗，每日代茶饮。

4. 慢性肾炎

土茯苓银花茶：土茯苓 60g，金银花 30g，水煎取汁，代茶频饮。

5. 糖尿病

土茯苓猪骨汤：土茯苓 50～100g，猪脊骨 500g。猪脊骨打碎，加水熬汤约 2 小时，去骨及浮油，剩下 3 大碗，入土茯苓，再煎至 2 碗，去渣。每日 1 剂，分 2 次服。

6. 钩端螺旋体病

土茯苓甘草汤：土茯苓 60g，甘草 10g。加水煎服，每日 1 剂。病情较重而体质较好者，土茯苓可加至 150g。

7. 小儿疳积

土茯苓棉根散：土茯苓 30g，野棉花根 30g。共研细末，每次服用 3g，每日 2 次，以米汤冲服。

8. 小儿慢性胃炎

土茯苓乌贼骨散：将土茯苓 120g，乌贼骨 30g。二药共研细末，视年龄大小每次服用 2～6g，每日 3 次，温开水送服。

9. 痈疽疮疖

土茯苓猪肉汤：土茯苓 15～30g，猪精肉 90g，加水同炖，吃肉喝汤。

10. 梅毒

土茯苓苍耳汤：土茯苓 30g，苍耳子 15g。加水煎服，每日分 2 次服用。

11. 头痛

土茯苓白芷汤：土茯苓 30g，白芷 10g，苦丁茶 10g。加水煎服，每日分 2 次服用。

12. 小便混浊

土茯苓射干汤：土茯苓 30g，射干 10g，鱼腥草 30g。加水煎服，每日分 2 次服用。

13. 血小板减少性紫癜

土茯苓煲猪蹄：土茯苓 60g，猪蹄甲 30g，米醋 200mL。猪蹄甲洗净，与土茯苓、米醋一同入锅，加水 600mL。先用武火煮沸后再用文火慢煮 60 分钟，每日 1 剂，分早晚内服。

14. 口腔溃疡

土茯苓银花汤：土茯苓 30g，金银花 10g，生石膏 15g（先煎）。加水煎服，每日分 2 次服用。

15. 急性睾丸炎

土茯苓仙人掌膏：将土茯苓研碎，与仙人掌按 2：1 比例捣烂加少许鸡蛋清混匀成膏状，敷于睾丸红肿部位，用纱布固定，每日换药 1 次。

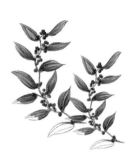

梦食紫藤竟成真

据《洛阳县志》记载：唐朝武则天当政时，派崔日用任洛阳县令。那时李隆基还是个普通宗室的子弟。初夏的一天，李隆基游白马寺回来，顺便到积善坊崔日用家作客。崔日用亲自下厨吩咐备酒、菜。李隆基就伏在几榻上休息，不觉倦意袭来，朦胧而寐。当时正值庭前紫藤花开放，崔日用从厨房回厅堂时，看见一条粗壮的黄色大蛇在藤萝架间啃食藤花，不觉吃了一惊，吓得不敢上前惊动它。恰巧这时李隆基醒来，一边伸展手脚，一边自言自语地说："奇怪呀，真是白日做梦！大概是我饿急了，竟然在梦中吃起藤花来了，滋味还真不错呢！现在肚子也不觉得饿了，你说怪不怪？"崔日用一边听着，一边再回头看那藤花架上，大蛇早已不知去向了。再一想，对呀！黄蛇原来就是金龙，肯定是李隆基幻化，这说不定便是日后欲登基的预兆呢！结果预兆应验成真，公元 673 年李隆基果然登基做了皇帝，是为唐玄宗。

这则故事虽说是出自县志，但明显带有神话色彩。故事中提到崔日用家的紫藤花，说明紫藤在唐朝已经作为观赏植物在庭院栽种了。

紫藤，又名招豆藤、朱藤、小黄藤、紫金藤、藤萝树，为豆科紫藤属落叶攀援灌木，长可达 10 米。茎粗壮，分枝多。单数羽状复叶，互生，小叶卵状或长椭圆状披针形。总状花序侧生，下垂，花大，先叶开放；花冠蝶形，紫色或深紫色，略有芳香。荚果长条形，扁平，密生黄色绒毛。花期 4～5 月，果期 9～11 月。

紫藤喜生于山坡、丛林缘、空旷草地和溪谷两旁。唐朝时人工栽培普遍，主要用于美化庭院，如唐代陈藏器《本草拾遗》说："藤皮著树，从心重重有皮，四月生紫花可爱，长安人亦种饰庭也。"现在苏州市拙政园进口处的小院中，有一架我国最古老的紫藤树，已经历了四百多个春秋，相传是明代大书画家文征明手植的。该紫藤妖矫蟠曲，鹤形龙势，藤的主干胸径达 22 厘米以上，被誉为"姑苏三绝"之一（另二绝是环秀山庄的假山和留园中的瑞云峰），已被江苏省列为一级保护的古树名木。

紫藤在我国南北各省均有分布，其中以浙江剡溪之畔所产剡藤最著名。用剡藤制纸和藤手杖，是历史上著名特产，可惜今天已不复存在。紫藤的根在民间有用来烘制茶叶："今湖南春掘其根，以烘茶叶，云能助茶气味。（清·吴其浚《植物名实图考》）"子仁有护酒之功："其中仁熬令香，著酒中令不败，酒败者用之亦正。（《本草拾遗》）"花有芳香，入馔用途最广，明代朱橚《救荒本草》用以作菜，名"藤长菜"。明代王象晋《广群芳谱》载："收采藤花，择净盐汤酒，拌匀晒干，或蒸熟晒干皆可，留作荤素食料。"清代顾仲《养小录》说："藤花搓洗干，盐汤酒拌匀，蒸熟晒干，留作食馅子甚美。腥用亦佳。"至今，我国一些地方仍有将紫藤花做菜或制作面食的习惯，如"炸紫藤鱼""紫藤面饼""紫藤花水饺"等等，五花八门，有的甚至成了当地的著名特产。

紫藤作为药用，最早见于《本草拾遗》："主水癥（饮）病。作煎如糖，下水良。"紫藤的花、叶、根、茎皮、种子均可入药，味甘，性温，能祛风除湿、活血止痛、解毒杀虫，可用于风湿痹痛、腹水肿胀、食物中毒、蛔虫蛲虫等病证。需要注意的是，紫藤种子内含氰化合物，用量过大可引起中毒，故应在有经验的医生指导下使用，不宜久用重用。

1. 腹水肿胀

紫藤花膏：紫藤花适量，加水煎浓汁，去渣加糖熬成膏，每次 1匙，开水冲服，每日 2 次。

2. 肥胖

紫藤花麦饭：紫藤花 100g，小黄瓜花 30g，全麦粉 15g，食盐少许。小黄瓜花先用油盐炒一下，使其色泽翠绿。紫藤花、小黄瓜花撒入全麦粉拌匀摊成 4cm 厚的饼，撒上盐入笼蒸约 5 分钟即可，按口味配蒜汁或酱油醋汁。

3. 便秘

紫藤花蘑菇汤：新鲜紫藤花 50g，鲜蘑菇 50g，竹笋尖 50g，盐、味精适量。藤花去蕊取瓣，洗净；蘑菇洗净切片；竹笋切丝；锅中油热时，先把蘑菇和笋丝略翻炒，再倒入藤花，加水煮汤，以盐和味精调味，即可食用。

4. 心悸怔忡

紫藤根猪心汤：紫藤根 60g，猪心 1 个，生姜、食盐各适量。紫藤根加水煎煮，去渣取汁；猪心洗净，切片，加生姜、食盐，用药汁熬煮，喝汤吃猪心。

5. 风湿痹痛

紫藤根海桐皮汤：紫藤根 15g，海桐皮 10g，锦鸡儿根 15g。加水煎服，每日分 2 次服用。

6. 痛风

紫藤根泽兰汤：紫藤根 15g，泽兰 10g，土茯苓 60g。加水煎服，每日分 2 次服用。

7. 颈椎病

紫藤葛根汤：紫藤茎皮 15g，葛根 15g，木瓜 15g。加水煎服，每日分 2 次服用。

8. 肩周炎

紫藤麻黄汤：紫藤茎皮 15g，麻黄 6g，片姜黄 15g。加水煎服，每日分 2 次服用。

9. 腹痛吐泻

紫藤茎皮散：紫藤茎皮 100g，烘干，研为细末。用时取药散 3g，以粥饮调服，每日 2 次，饭前服用。

10. 痢疾

紫藤黄连汤：紫藤茎皮 9g，黄连 6g，木香 10g。加水煎服，每日分 2 次服用。

11. 蛔虫病

紫藤红藤汤：紫藤茎皮 9g，红藤 9g，使君子 9g。加水煎服，每日分 2 次服用。

12. 膝关节滑膜炎

紫藤防己汤：紫藤茎皮 12g，防己 12g，半枝莲 30g。加水煎服，每日分 2 次服用。

13. 食物中毒

紫藤腥草汤：紫藤种子 15g，鱼腥草 12g，醉鱼草根 15g。加水煎服，每日分 2 次服用。

14. 小儿蛲虫病

紫藤鱼草汤：紫藤种子 9g，醉鱼草 12g，鱼腥草 9g。加水煎服，早晚空腹各服 2 次。

15. 胃癌

紫藤瘤汤：紫藤瘤（紫藤茎上瘤状的寄生组织，无瘤则用藤茎、叶）6g，薏苡仁 30g，野菱 15g。加水煎服，每日分 2 次服用。

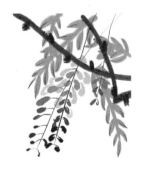

满架蔷薇一院香

蔷薇，又名墙薇，枝叶碧绿，苍翠欲滴；花色深红，光彩夺目；香气芬芳，沁人心脾。它是一种优质绿化植物，其攀附性强，常依墙而生，故有墙薇之名。蔷薇在花园中可作花架、花格、绿门、绿廊、植物围栏之用，若种植于楼台下、池塘边，在夏日微风吹拂下，更能衬托出环境之美，有诗为证："绿树阴浓夏日长，楼台倒影入池塘；水晶帘动微风起，满架蔷薇一院香。（唐·高骈《山亭夏日》）"

蔷薇在我国栽培历史悠久，据西汉《贾氏说林》记载，当年汉武帝初夏时与妃子丽娟在后宫花园中游戏，蔷薇初绽，态若含笑。武帝赞叹道："此花绝胜佳人笑也。"丽娟戏问："笑可买乎？"武帝道："可。"于是丽娟便取出黄金百两，作为买笑钱，以尽武帝一日之欢。从此蔷薇又有"买笑花"之美名。

蔷薇不仅可观赏，其花朵还可制成蔷薇露、蔷薇硝（其成分可能是蔷薇露和银硝合成）供作香水或药用，如《红楼梦》第五十九回就有用蔷薇硝擦春癣（即杏癍癣）的描述："湘云因说两腮作痒，恐又犯了杏癍癣，因问宝钗要些蔷薇硝来……"蔷薇露用来净手洗面，芳香隽永，至今还流传一段佳话：唐朝散文家、诗人韩愈和柳宗元友情深厚，经常诗文唱和，每当柳宗元接到韩愈的诗文时，必先用"蔷薇露"洗手，然后展读，表示对韩公的尊敬。唐朝所用的蔷薇露，又称蔷薇水，据说产自伊朗，这与宋代张世南《游宦纪闻》中记载的"蔷薇水得自西域，洒衣虽弊，而香不灭"相吻合。而《花镜》则说原产于爪哇国（今印度尼西亚）："蔷薇露，产爪哇国，以一滴置盆汤内，满盆皆香，沐面盥手，可以竟日受用。"两者孰是孰非，有待考证。

蔷薇，又名野蔷薇、墙蘼、蔷蘼、刺蘼，为蔷薇科蔷薇属的攀缘灌木，小枝有短粗稍弯曲皮刺。羽状复叶，叶片倒卵形、长圆形或卵形。花两性，多朵排成圆锥状花序，花瓣白色，宽倒卵形。果实近球形，红褐色或紫褐色，有光泽。花期5～6月，果期9～10月。生于路旁、田边或丘陵地灌木丛中。分布于江苏、山东、河南等地。蔷薇的花（白残花）、叶、枝、根、果实（营实）以及花的蒸馏液（蔷薇露或蔷薇花露）均可入药。

蔷薇根味苦、涩，性凉，能清热解毒、祛风除湿、活血调经、固精缩尿、消鲠利咽，主要用于疮痈肿毒、烫伤口疮、痔血鼻衄、月经不调、经行腹痛、白带过多、子宫脱垂、遗尿尿频、痢疾泄泻等病证。其中解毒治疮的作用最强，《药性切用》称它"为疮科外治专药"，而《备急千金要方》则将它与角蒿并称为口疮神药："蔷薇根、角蒿，为口疮之神药，人不知之。"

蔷薇叶与蔷薇根一样，也能清热解毒，善治全身各种疮疡，可内服，也可外用，如《备急千金要方》治口中生疮久久不愈，用蔷薇根或叶煎汁含咽："浓煎蔷薇根，含之，又稍稍咽之，冬用根，夏用茎叶。"又如明代张时彻《摄生众妙方》治下疳疮（生殖器疱疹）："蔷薇叶不拘多少，焙干为极细末，洗净，敷上。"

蔷薇嫩叶和蔷薇嫩枝也可供作食用，可生吃、可凉拌、可腌渍、可炒食，如明代《救荒本草·蔷蘼》将蔷薇芽叶烧熟后用油盐调食："救饥，采芽叶，煠熟，换水浸，淘净，油盐调食。"《本草纲目》则有生吃蔷薇嫩茎的记载："蔷薇野生林堑间，春抽嫩蕨，小儿掐去皮刺食之。"现代不少地方更将蔷薇嫩枝（嫩茎）视为上等蔬菜，变其花样食用，如春夏期间，蔷薇老茎上根基处会萌发幼茎，采之生食则鲜嫩甜脆可口，凉拌或酱制腌渍则清香味美，脱水干制品则可用作炒菜。

1. 肺燥咳嗽

蔷薇花酒：新鲜蔷薇花瓣 100g，甘草 15g，绍兴黄酒 1000mL。蔷薇花瓣、甘草洗净，放入酒坛中，倒入黄酒浸泡、封存，30 天后启封即可。每服 20mL，每日 2 次。

2. 暑热心烦

蔷薇花粥：新鲜蔷薇花 30g，绿豆 50g，冰糖 30g，粳米 100g。蔷薇花洗净、切碎；绿豆浸泡洗净后入锅，加水烧开；再将洗净之粳米倒入煮粥，待粥将成时，调入冰糖和蔷薇花，稍煮即可食用。每日 1 剂。

3. 消渴尿多

蔷薇石膏汤：蔷薇根 15g，石膏 30g（先煎），天花粉 30g。加水煎服，每日分 2 次服用。

4. 小便失禁

蔷薇益智汤：蔷薇根 15g，益智仁 15g，覆盆子 10g。加水煎服，每日分 2 次服用。

5. 痛经

蔷薇香附汤：蔷薇根 15g，香附 10g，元胡 15g。加水煎服，每日分 2 次服用。

6. 带下

蔷薇银杏汤：蔷薇根 15g，银杏 10g，椿根皮 15g。加水煎服，每日分 2 次服用。

7. 子宫脱垂

蔷薇葱头汤：蔷薇根 10g，葱头 5 个，紫苏叶 30g。加水煎汤，外洗脱垂处，每日 1 次。

8. 急性咽炎

蔷薇银花汤：蔷薇根 15g，银花 15g，挂金灯 10g。加水煎服，每日分 2 次服用。

9. 骨鲠

蔷薇灵仙汤：蔷薇根 15g，威灵仙 15g，砂仁 6g（后下）。加水煎煮，取汁，缓缓含咽。

10. 口疮

蔷薇黄柏汤：蔷薇根皮 12g，黄柏 10g，金银花 12g。加水煎服，每日分 2 次服用。

11. 痢疾

蔷薇白芍汤：蔷薇根皮 30g，炒白芍 15g，甘草 3g。加水煎服，每日分 2 次服用。

12. 热疖

蔷薇连翘汤：蔷薇茎 15g，连翘 10g，大青叶 10g。加水煎服，每日分 2 次服用。

13. 斑秃

蔷薇外搽汤：蔷薇嫩枝 30g，骨碎补 30g。加水浓煎，去渣取汁，用时以药棉蘸药汁，搽患处，每日 3 次。

14. 眼热昏暗

营实枸杞散：营实 60g，枸杞子 60g，地肤子 60g。三药烘干，研为细末，每次服 3g，温酒调服，每日 3 次。

15. 胸闷心悸

蔷薇丹参汤：蔷薇花露 15g，丹参 15g，薤白 10g。丹参、薤白加水煎煮，去渣取液，兑入蔷薇花露饮服，每日 1 次。

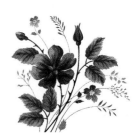

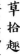

苍龙百尺凌云霄

北宋神宗熙宁元年（1068年），苏轼第一次被派任杭州通判时，因是副职，政事比较清闲，常在西湖徜徉。当时有一位诗僧清顺，居湖边"藏春坞"，门前有两棵高大的松树，各有凌霄花缠络其上，清顺喜欢大白天在树下卧眠。有一天苏东坡骑马经过，见湖风吹拂，松涛阵阵，凌霄花时有坠落。清顺在树下被落花惊醒，明知父母官驾临，却佯装不识，故意指着落花命他作词一阕，否则不予放行。苏东坡也不推辞，即口占减字木兰花《咏双松上凌霄花》道："双龙对起，白甲苍髯烟雨里。疏影微香，下有幽人昼梦长。湖风清软，双鹊飞来争噪晚。翠飐红轻，时堕凌霄百尺英。"诗人把清顺悠然自得的情态和古松高耸、双鹊争噪、落红缤纷、贵客来临的情景，描绘得情趣盎然，委婉含蓄地表露出自己被贬谪的失意心态："时堕凌霄百尺英"。从此两人经常诗酒唱和，给天堂杭州平添一段佳话。

凌霄，又名紫葳、鬼目、倒桂金钟、紫萝草、上树蜈蚣，为紫葳科凌霄花属落叶木质藤本植物，借气根攀附于其他物上。叶对生，奇数羽状复叶，小叶卵形至卵状披针形。花序顶生，圆锥状，花大，花冠漏斗状钟形，橘红色。蒴果长如豆荚。种子多数，扁平。花期7～9月，果期8～10月。生长于山谷、小河边、疏林下，攀缘于树上，亦有庭院栽培。分布于华东、中南等地。凌霄的花、茎叶（紫葳茎叶）、根（紫葳根）均可入药。

凌霄，古时又称陵苕，简称苕，原产我国，早在《诗经》中便有记载："苕其华，芸其黄矣。……苕其华，其叶青青。"诗中虽然说的是凌霄花开时其花黄、其叶青，实际是作者借此来表达自己当时忧愁、悔恨的心情。本植物攀附性极强，其高者可达百尺之多，犹如游龙直上云霄，故有凌霄之名。唐代诗人白居易有《凌霄歌》，较准确地描绘了凌霄的生长特点："有木名凌霄，擢秀非孤标。偶依一株树，遂抽百尺条。"凌霄为藤类花卉中的佼佼者，枝干多姿，翠叶茂密，花似喇叭，艳丽妖娆，植于假山、花廊、棚架、竹篱、墙垣等地，可以装点庭院，美化环境。

凌霄花味酸，性微寒，能清热凉血、化瘀散结、祛风止痒，可用于闭经痛经、癥瘕积聚（腹中肿块）、崩漏不止、湿疹身痒、疮疖皮癣等病证。如清代姚俊《经验良方全集》以本品"治女经不行：凌霄花为末，每服二钱，食前酒下。"又如外治疮疖，初起者能使之消散，已成脓者能使之破溃及时排出："一切疮疖神效，贺参政方：凌霄花、拒霜叶各等分。上二味净洗，阴干为末，以水调涂肿处，即时内清。如已结实，即便脓溃，用之屡效。（宋·叶大廉《叶氏录验方》）"

据古代文献记载，凌霄花有抗孕作用，未孕妇女闻之不利于怀孕："凌霄花，凡居忌种此，妇人闻其气，不孕。（元·李鹏飞《三元参赞延寿书》）"而孕妇服之则有堕胎的危险："破血祛瘀，通秘落胎。（清·汪昂《本草易读》）"因此，孕妇无病，一般忌用，但清代黄宫绣《本草求真》见解不一，书中认为本品重在消除体内瘀血，孕妇倘若由于瘀血而导致胎动不安者，用之不但无害，反而有益："妊娠用此克安者，以其内有瘀积，瘀去而胎即安之意也。所云孕妇忌服者，恐其瘀血既无，妄用恐生他故也。"现代研究表明，凌霄花能增加怀孕子宫的收缩频率、增强收缩强度，具有抗生育作用。

1. 闭经

凌霄花散：凌霄花 3g，烘干，研为细末，黄酒送服，每日 1 次。

2. 痛经

凌霄茱萸汤：凌霄花 6g，吴茱萸 6g，制香附 10g。加水煎服，每日分 2 次服用。

3. 崩漏

凌霄元胡汤：凌霄花 10g，元胡 10g，陈棕炭 15g。加水煎服，每日分 2 次服用。

4. 复发性口疮

凌霄银花汤：凌霄花 6g，银花 15g，黄柏 6g。加水煎服，每日分 2 次服用。

5. 湿疹

凌霄黄连散：凌霄花 10g，黄连 10g，黄柏 10g。三药研为细末，用水调成糊状，搽于患处。

6. 酒糟鼻

凌霄栀子散：凌霄花 30g，栀子 60g。二药烘干，研为细末，每次服用 6g，饭后茶调下，每日 2 次。

7. 鼻衄

凌霄塞鼻方：凌霄花泡软，蘸蒲黄粉少许，塞入患侧鼻孔。

8. 高血压

凌霄钩藤汤：凌霄花 10g，钩藤 15g（后下），臭梧桐叶 30g。加水煎服，每日分 2 次服用。

9. 痔疮出血

凌霄槐花汤：凌霄花 10g，槐花 15g，地榆炭 30g。加水煎服，每日分 2 次服用。

苍龙百尺凌云霄

10. 风湿性关节痛

凌霄羌活汤：凌霄根 15g，羌活 10g，威灵仙 10g。加水煎服，加红糖、黄酒适量，分 2 次早、晚服用。

11. 带下

凌霄白芷汤：凌霄鲜根 30g，白芷 10g，椿根皮 15g。加水煎服，每日分 2 次服用。

12. 急性肠胃炎

凌霄苏叶汤：凌霄根 20g，苏叶 15g，生姜 3 片。加水煎服，每日分 2 次服用。

13. 风湿骨痛

凌霄独活汤：凌霄茎叶 15g，独活 10g，威灵仙 10g。加水煎服，每日分 2 次服用。

14. 跌打损伤

凌霄三七汤：凌霄茎叶 15g，三七 6g，红花 6g。加水煎服，每日分 2 次服用。

15. 乳腺炎

凌霄叶糊：鲜凌霄叶适量，捣烂，外敷患处，用纱布固定，每日换药 1 次。

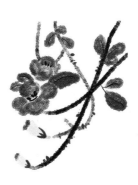

宝藏荜茇献太宗

　　唐代贞观年间，一位叫张宝藏的老人在京城担任治安小官。一天下班回栎阳的路上，碰见有年轻小伙子从野外狩猎回来，在路边津津有味地品尝着野味。看到此景，张宝藏无奈地瘫靠在旁边的一棵大树上，然后闭上眼睛，长叹一声："我已年届七十，一生从来没有享受过他这样的酒肉美食啊，可悲啊可悲！"这时候，不知从哪里来了位僧人，指着他说："你啊，六十日之内，官职可以升到三品，好运马上要来了，有什么好叹息的？"话音刚落，人影就不见了。张宝藏觉得奇怪，疑惑片刻后，就高兴了起来，心想要是真有此等好运，那该多好啊！想到这里，张宝藏改变了主意，决定原路返回京城去碰碰运气。说来也巧，正好此时唐太宗患了痢疾，看了很多医生，不见好转，于是下了道诏书说，谁能治好我的病，便可受到重赏。宝藏听闻这一消息，生怕失去机会，立马赶去献方。原来张宝藏也曾患过此病，是一个叫"乳煎荜茇"的验方给治好的，所以胸有成竹。唐太宗按方服药，果然见效，不久痢疾就痊愈了，于是吩咐身边的大臣授予献方人五品官衔。当时身为宰相的魏征心里不服，认为献上一方便得五品官，未免太轻松易得了，就拖了一个多月也没去办理。不料这时候太宗旧病复发，就问身边的大臣："我上次吃乳煎荜茇效果很好，能否再给我准备一剂。"大臣立刻照办，唐太宗二次服药后，效果依旧，药到病除。这时候唐太宗才想起了奖赏之事，便问："献方人授予五品官的报告到现在还没送上来审批，怎么回事？"魏征一听，心就慌了，连忙借口说："诏令中只说授予五品官，没有说明是文官五品还是武官五品，所以没有落实。"唐太宗听后十分生气，说："治好你宰相的病可得三品官，治好我皇帝的病连五品官都不能授予，难道我还不如你？"说到这里，唐太宗提高了嗓音，厉声道："授予献方人三品文官，赶紧去办！"后来此事得到了圆满解决，但掐指算来，从宝藏首次献方，到三品文官鸿胪卿的真正落实，时间足足过去了两个月。

荜茇，又名荜拔，为胡椒科胡椒属多年生草质藤本植物。根状茎直立，多分枝，茎下部匍匐，枝横卧，质柔软，有纵棱和沟槽，幼时被粉状短柔毛。下部的叶卵圆形，具较长的柄，向上的叶渐成为卵状长圆形，柄较短，顶端叶无柄。花单性，雌雄异株，穗状花序与叶对生。果穗圆柱形，稍弯曲，由多数小浆果集合而成，质硬而脆；小浆果球形，有特异香气。花期春季，果期7～10月。主产于云南、广东、广西、福建。本植物的果穗（荜茇）、根均可入药。

中药荜茇，是指该植物的药用部位果穗，最早见载于南北朝雷敩《雷公炮炙论》中："荜茇，雷公云，凡使，先去挺，用头醋浸一宿，焙干，以刀刮去皮粟子令净方用，免伤人肺，令人上气。"这是指荜茇药用前的加工炮制，通过炮制，可以避免"伤人肺，令人上气"的副作用，但书中没有提及它的功用。唐代时，荜茇的应用已经相当普遍，陈藏器《本草拾遗》就明确记载了该药的功效和主治："温中下气，补腰脚，杀腥气，消食，除胃冷，阴疝，痃癖。"本文开头故事中张宝藏荜茇治痢升官也是其应用的见证。

据宋代文献记载，荜茇的原产地在伊朗而非我国，但那时我国岭南一带已经开始栽种，因其果穗和叶片辛辣气香，喜爱香辣的老百姓也有将其供作食用的，如《本草图经》说："荜茇，出波斯国，今岭南有之，多生竹林内。……南人爱其辛香，或取叶生茹之。"现在的南方菜系也不例外，荜茇也有作为矫味增香的调料在菜肴中使用，如粤菜卤水和重庆火锅汤料的特色配方中，荜茇就是一种秘密武器。在水果的甜点中也一样，倘若加入荜茇，两者可以起到较好的互补作用，因为水果多寒，荜茇性热，合用之后，可防止寒凉伤胃。

荜茇以肥大、饱满、坚实、色黑褐、气味浓者为佳。功能是温中散寒、理气止痛，可用于脘腹冷痛、恶心呕吐、泄泻痢疾、头痛牙痛、心病绞痛等病证。既可内服，也可外用，如宋代赵佶《圣济总录》治龋齿牙痛将荜茇丸塞入虫孔中："治牙齿疼痛。荜茇丸方：荜茇，胡椒。上二味等分，捣罗为末，化蜡丸如麻子大，每用一丸，纳虫孔中。"

1. 痢疾日久不止

乳煎荜茇：黄牛乳 1 小盏，荜茇 3g。将荜茇研为细末，放入黄牛乳中，加入煎煮，待温后，不计时服。

2. 偏头疼

荜茇吸鼻散：荜茇 12g，烘干，研为细末。令患者口中含温水，用手指蘸药末少许，置于一侧鼻孔下，用力吸气，将药末吸入鼻中。左边头痛令左鼻吸入，右边头痛令右鼻吸入。

3. 日久咳嗽

荜茇细辛汤：荜茇 3g，细辛 3g，仙鹤草 30g。加水煎服，每日分 2 次服用。

4. 脘腹冷痛

荜茇乌药汤：荜茇 6g，乌药 10g，小茴香 6g。加水煎服，每日分 2 次服用。

5. 饮冷呕吐

荜茇生姜汤：荜茇 6g，生姜 10g，佛手 10g。加水煎服，每日分 2 次服用。

6. 受寒腹泻

荜茇干姜汤：荜茇 6g，干姜 10g，肉豆蔻 10g。加水煎服，每日分 2 次服用。

宝藏荜茇献太宗

7. 鼻窦炎

荜茇苍耳汤：荜茇 6g，苍耳子 10g，鱼腥草 30g。加水煎服，每日分 2 次服用。

8. 过敏性鼻炎

荜茇细辛汤：荜茇 3g，细辛 3g，鹅不食草 6g。加水煎服，每日分 2 次服用。

9. 虚寒腰痛

荜茇鹿角汤：荜茇 6g，鹿角片 12g（先煎），杜仲 10g。加水煎服，每日分 2 次服用。

10. 胃炎泛酸

荜茇黄连汤：荜茇 6g，黄连 3g，吴茱萸 3g。加水煎服，每日分 2 次服用。

11. 消化不良

荜茇神曲汤：荜茇 3g，神曲 10g，水红花子 6g。加水煎服，每日分 2 次服用。

12. 妇女痛经

荜茇茱萸汤：荜茇 6g，吴茱萸 6g，蒲黄 10g（包煎）。加水煎服，每日分 2 次服用。

13. 疝气肿痛

茇根乌药汤：荜茇根 10g，乌药 10g，小茴香 10g。加水煎服，每日分 2 次服用。

14. 宫寒不孕

茇根巴戟汤：荜茇根 10g，巴戟天 15g，紫石英 15g（先煎）。加水煎服，每日分 2 次服用。

15. 疟疾

䓖䓖根青蒿汤：荜芨根 10g，青蒿 15g，蔷薇花 6g。加水煎服，每日分 2 次服用。

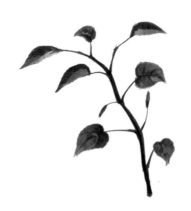

熏风篱落见牵牛

　　京剧大师梅兰芳爱花是出了名的，春兰、夏荷、秋菊、冬梅，无不使他倾心神往，在众多花卉中，他特别青睐和钟爱牵牛花（喇叭花）。1916年梅兰芳居住在北京芦草园，地方宽敞，窗前、篱落间种了一大片牵牛花。

　　每天清晨，五色缤纷的牵牛花竞相开放，像一只只小喇叭似的，仿佛在催促人们早早起床："一年之计在于春，一日之计在于晨。"古人不是有"闻鸡起舞"的优良传统吗？梅兰芳也养成早起养花、练功的习惯，他每天清晨起床后，漱洗完毕，首先来到窗下看牵牛花，看谁起得早：如果牵牛花还没有开展，他就觉得像打了胜仗一样高兴；如果在牵牛花刚刚开展时起床，就会自言自语地说一声，咱们起得一样早。梅兰芳晨起观花练功在文艺界传为美谈，其实观花与练功是相辅而行的，梅兰芳在陶冶情操的同时，也大大提高了自己的京剧演艺，这也许是梅派艺术能够到达至高境地，并且长盛不衰的原因之一。

　　梅兰芳钟爱牵牛花，不但爱得自我陶醉，而且也深深感染了著名绘画大师齐白石。据说齐白石一次到梅家作客，见到宅中牵牛花有数百种之多，其中有花朵硕大无比的花种，从此便与牵牛花结下了难解之缘，后来牵牛花千姿百态的造型催生出大师笔下的许多佳作。1929年，齐白石画一幅盆栽牵牛花，画中题字两行以表对友人梅兰芳的思念："牵牛花发思梅家，畹华（梅兰芳，字畹华）尝种牵牛百本。"

　　牵牛花，又名喇叭花、盆甑草、黑丑、白丑、草金铃、狗耳草，为旋花科牵牛属一年生缠绕性草本植物。茎左旋，长2米以上。叶互生，叶片宽卵形或近圆形。花腋生，单一或2～3朵着生于花序梗顶端，花冠漏斗状，蓝紫色或紫红色，也有白色或灰色。蒴果近球形，3瓣裂。种子卵状三棱形，黑褐色或米黄色。花期7～9月，果期8～10月。我国各地均有栽培，也常逸为野生。本植物的花蕾（牵牛花）、种子（牵牛子）、藤均可入药。

牵牛花藤长枝柔，叶轻花艳；雅致非凡，情趣盎然。牵牛花是多情之花，人们喜欢把牛郎织女的美丽传说融入其中，认为它是相思泪水所化，这又赋予了牵牛花青年男女相亲相爱的浪漫色彩："久盼牛郎牵犊来，天孙（织女星）隔岸望千回。相思泪化花千朵，飘向人间烂漫开。"

牵牛花不同于一般花卉，它是一种一天之内花瓣会发生颜色转变的少见植物。早晨的花朵可能是蓝色的，中午却成了紫色，而傍晚呈现的则是粉红色，牵牛花这种神奇的色彩变化增添了人们观赏花卉的别样情趣。研究发现，牵牛花的变色与植物体内的花青素和酸碱度有关，白天由于光合作用吸收二氧化碳，植物酸度逐渐增加，即从早晨的碱性，转向中午的近中性，直到傍晚的酸性，这样一来，对酸碱敏感的花青素就有了从蓝色，到紫色，到淡红色的魔幻般的变化。

牵牛子味苦、辛，性寒，能利水泻下、消积杀虫，可用于水肿腹水、脚气肿痛、痰壅喘咳、便秘虫积、腰脚疼痛、阴囊肿胀、痈疽痔疮等病证。煎汤用量2～10g，丸散0.3～1g。本品属于峻下逐水药，能同时通利大便和小便，但炒过之后，峻烈之性得制，只要用不过量，并无妨碍。

牵牛子种子表皮有黑白之分，黑者名黑牵牛，又称黑丑；白者称白牵牛，也称白丑，这是因为在十二生肖中，牛和丑相对应的缘故。一般认为黑者优于白者，但研究表明，种皮颜色并不影响作用。现在药房里牵牛子大多黑白混杂，开方也常称"二丑"。

熏风篱落见牵牛

1. 胆道蛔虫

牵牛大黄散：牵牛子6g，大黄6g，槟榔18g。共研细末，每次服用5g，分2次吞服。

2. 一切虫积

牵牛槟榔散：牵牛子60g，槟榔30g，使君子肉50个，红糖适量。前三药微炒，共研细末，每服6g，红糖调下，小儿减半。

3. 水肿

牵牛利尿散：炒牵牛子2g，研为细末，分2次吞服，以小便通利为度。

4. 热结便秘

牵牛通便散：牵牛子适量，洗净，置锅内，文火炒约5分钟，研末，每晚睡前半小时服2g，起效后即减量服用。

5. 痔疮

牵牛槐花汤：牵牛子6g，槐花15g，地榆30g。加水煎服，每日分2次服用。

6. 食积胃痛

牵牛元胡汤：牵牛子6g，元胡10g，莱菔子10g。加水煎服，每日分2次服用。

7. 痰多气喘

牵牛椒目散：牵牛子2g，椒目3g，葶苈子6g。共研细末，分2次吞服。

8. 湿痹腰痛

牵牛白术散：黑牵牛子15g，白术15g，大黄30g。共研细末，每服3g，每日2次，饭前用生姜汤送服。

9. 偏头痛

牵牛元胡散：牵牛子 6g，元胡 12g，天麻 18g。共研细末，每服 3g，每日 2 次。

10. 癫痫

牵牛地龙散：牵牛子 20g，地龙 30g，郁金 30g。共研细末，每服 2g，每日 3 次。

11. 痤疮

牵牛银花汤：牵牛子 10g，银花 10g，蒲公英 30g。煎汤去渣，用无菌纱布浸药液，敷于疮面 20 分钟，每日 1 ～ 2 次。

12. 小儿夜啼

牵牛水调糊：黑牵牛子 3g，研末，水调成糊状，敷脐上。

13. 面部雀斑

牵牛蛋清糊：黑牵牛子适量，研为细末，用鸡蛋清调成糊状，夜敷晨洗。

14. 褥疮

牵牛藤糊：鲜牵牛藤适量，洗净，捣烂成糊状。用时先清洁疮面，然后将药糊敷于疮面，盖上无菌纱布，每日换 1 次。

15. 足癣

牵牛花汤：鲜牵牛花 10g，苦参 30g，百部 30g。煎汤泡脚，每日 1 次，每次 20 分钟。

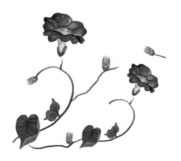

薏苡之嫌伏波冤

汉光武帝刘秀时，马援被赐为伏波将军，出征到南方交趾，即今之两广和越南北部、中部等地区。经常以薏苡做饭，既耐饥，又有轻身、辟瘴功效。而且南方所产的薏苡果实大，质量好，他想到部队凯旋时带一些回乡栽培。不久得到还朝圣旨，遂满载一车，在家乡广为繁殖。满朝文武中有一些人认为马援居功自傲，因他是当今的宠将，不敢批评。待到马援病逝就有人奏本诬告马援，说他以前载回来的薏苡是装装门面，实际载回的是明珠、文犀，攫为己有。刘秀听了很不高兴。千年以后的今天，人们仍然有把因涉嫌而受诬谤者称之为"薏苡之嫌"，原因在此。

马援虽死，但他在薏苡传播上的作用已为世人所首肯。据说现在按国际命名法规认定的薏苡拉丁文 Coix ma-yuen Roman，中间 ma-yuen 就是马援音译名，这是一种对马援最有意义的纪念方式。我国人民对马援也怀念至深，常常在赞美薏苡之时触景生情，纷纷为他遭受的不白之冤打抱不平："伏波饭薏苡，御瘴传神良；能除五溪毒，不救谗言伤。谗言风雨过，瘴疠久亦亡；两俱不足治，但爱草木长。（宋·苏轼《小圃薏苡》）"

薏苡，又名薏米、薏仁、薏珠子、米仁、草珠儿、药玉米等，为禾本科薏苡属一年生或多年生草本植物，高 1～1.5 米。须根粗，秆直立。叶片线状披针形，长达 30 厘米。总状花序腋生成束。颖果外包坚硬的总苞，卵形或卵状球形。花期 7～9 月，果期 9～10 月。我国

本草拾趣
50味中药，带你走进有趣的本草世界

南北各地均有分布，多为栽培品。本植物的种仁、叶、根均可入药。

薏苡原产我国，据东汉赵晔《吴越春秋》记载，上古舜帝时，大禹生父鲧迎娶有莘氏之女女嬉为妻，婚后女嬉久久未孕。有一次，女嬉在砥山上觅得薏苡而吞食之，结果身孕得子。女嬉的受孕或许是由于偶然，也可能是薏苡确有促孕作用，这都无妨，唯有一点可以说明的就是薏苡在祖国大地上的生长繁殖的历史是极其悠久的。根据马援南征交趾的有关资料分析，东汉时，我国薏苡的种植已经相当普遍，唯南北品种相差悬殊，南方两广地区的薏苡颗粒硕大无比，故马援征战带回时，北人见后惊奇不已。又据《后汉书·马援传》记载：马援驻军交趾时，常食薏苡不辍，因为当地瘴气蒸腾致病，而食薏苡使人轻身省欲以胜瘴气。当然薏苡在古代也是一种粮食："其米白色如糯米，可作粥饭及磨面食，亦可同米酿酒。（《本草纲目》）"薏珠卵圆形，粒粒可数，因此佛教信徒穿作佛珠供念经，"小儿多以线穿如贯珠为戏。（《本草图经》）"

薏苡仁性微寒，味甘、淡，能健脾利湿、舒筋除痹、清热排脓，可用于水肿脚气、泄泻带下、淋证赘疣、风湿痹痛、筋骨拘挛、肺痈肠痈等病证。但据宋代张师正《倦游录》记载，薏苡仁可治疝气：南宋抗金名将、大诗人辛稼轩戎马倥偬，一次疝病突发，阴囊肿大如杯，重胀难忍。经一道人指点，以薏米用黄土炒过，加水熬煮成膏，数服即消，遂更名辛弃疾。后来好友程沙随罹患疝气，弃疾授以此方，神效。

薏苡仁性质平和，药食兼用，既能补虚，又能祛邪，《神农本草经》将它列为上品。据分析薏苡仁含有丰富的蛋白质、脂肪、碳水化合物、少量维生素 B_1、多种氨基酸、薏苡仁油以及薏苡素。药理研究表明，薏苡仁尚有抗肿瘤作用，薏苡的醇提取物腹腔注射对艾氏腹水癌有抑制作用，并能明显延长动物的生存时间。临床上，薏苡仁作为一种抗肿瘤药，可单独用，也可与其他药物配合用，常用于肺癌、肝癌、胃癌等恶性肿瘤。

薏苡之嫌伏波冤

1. 慢性肠炎

薏苡锅巴粥：薏苡仁 60g，焦黄黑色饭锅巴 60g，加清水适量，不加油盐，放锅内同煮，待薏苡仁煮熟烂成稀粥，以之代食，每日 3 次，连服 1～2 天。

2. 风湿痹痛

薏米酒：薏苡仁 500g，红曲、糯米各适量。先将薏苡仁碾成细粉，同红曲、糯米酿酒饮之，每次 1 小盅。

3. 肺痈

苇茎汤：薏苡仁 30g，苇茎 30g，冬瓜仁 15g，桃仁 10g。加水煎服，每日分 2 次服用。

4. 新生儿黄疸

薏苡山楂汤：薏苡仁 3g，山楂 2g。加水煎服，每日分 2～3 次服。

5. 痱子

薏苡冬瓜汤：薏苡仁 30g，冬瓜 60g。加水煎汤饮服，每日 1 剂，连服 7～8 日。

6. 扁平疣

薏苡百合汤：薏苡仁 30g，百合 6g。加水适量，开锅后微火煮 1 小时即成，蜂蜜调服。

7. 臁疮

薏苡苦菜汤：薏苡仁 30g，苦菜 20g。加水煎服，每日分 2 次服用。

8. 小腿抽筋

薏苡芍药汤：薏苡仁 30g，白芍 30g，木瓜 15g。加水煎服，每日分 2 次服用。

9. 膝关节滑膜炎

薏苡牛膝汤：薏苡仁 30g，川牛膝 15g，半枝莲 30g。加水煎服，每日分 2 次服用。

10. 小儿遗尿

薏苡猪膀胱：薏苡仁 30～90g，猪膀胱 1 个。薏苡仁装入猪膀胱内炖熟，去薏苡仁服食。

11. 蛔虫病

薏根驱蛔汤：薏苡根 15g，棕榈根 6g，兰草根 6g。水煎服。待腹泻即停药。

12. 牙痛

薏苡根汤：薏苡根 120g，水煮含漱，冷即易之。

13. 血尿

薏根小蓟汤：鲜薏苡根 100g，小蓟 12g，血见愁 15g。加水煎服，每日分 2 次服用。

14. 带下

薏根腥草汤：薏苡根 30g，鱼腥草 30g，红枣 12g。加水煎服，每日分 2 次服用。

15. 夏日厌食

薏叶佛手汤：薏苡叶 10g，佛手 6g，藿香 10g。加水煎服，每日分 2 次服用。

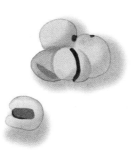

提壶揭盖荐紫菀

宋代蔡京才思敏捷，文笔优美，书法高超，深得宋徽宗赏识，他的官宦生涯真可书上一笔：四次任宰相，四次被罢免，是宋代沉浮最大的宰相。据明代俞弁《续医说》记载：蔡京任职期间，曾经患过肠胃病，大便难以解出，每当如厕，则痛苦不堪，虽然御医费尽脑汁，但始终不见效果。这不能全怪于御医的医术不精，蔡京自身也有不可推卸的原因。原来蔡京也懂医术，对便秘的效药大黄也略有所知。大家知道，大黄药性峻烈，历代有"将军"之称，但用之得当，则效如桴鼓，不会有什么毒副作用；倘若虚体误用，又失配伍，那才有伤体之虞。俗话说："人参杀人无过，大黄救人无功"，这足见大黄的救治功效。可是蔡京医术肤浅，认为用之伤人，拒绝在处方中使用，这或许是导致御医久治无效的原因之一。

好在当时有一个名叫史载之的民间医生得知此情，执意要给蔡京治病。蔡京此前并未听说有此医生，也不知道他来自何方，但病已至此，只得一试。史载之也不谦逊，当他问清病史、切完脉后，便直截了当地向蔡京索要用钱，然后差人去买了紫菀，将其研为细末，让蔡京开水送服。服药片刻，蔡京便腹中转气，急欲大便。而当大便一出，蔡京又重新感受到久违了的轻松，高兴之余，便向史载之讨教用药原理：你怎么想到用治咳嗽（治肺）的紫菀来治我的便秘的？史载之解释说：肺脏在上，大肠在下，两者关系非常密切，中医把这种紧密关系叫做"肺与大肠相表里"，现在在上的肺窍闭塞了，在下的大肠就不

本草拾趣
50味中药，带你走进有趣的本草世界

能顺利地输送大便而出现便秘，强行通便是很难取得效果的，譬如倒水，上面的水壶盖紧了，壶中之水就不容易从下面壶嘴中流出；而当壶盖敞开了，壶水就会哗哗直流。蔡京听罢，恍然大悟，至此才知自己才疏学浅，原来中医理论博大精深，治病还有如此之妙，真是大开眼界啊！自此以后，蔡京对史载之的医术钦佩不已，而后者也因此而名声大噪。

紫菀，又称青菀、紫蒨、紫菀茸、关公须、返魂草，为菊科紫菀属多年生草本植物，高40～150厘米。根茎短，须根多数。基生叶长圆状或椭圆状匙形，茎生叶互生，叶片长椭圆形或披针形。头状花序多数，排列成复伞房状，花序边缘为舌状花，蓝紫色。瘦果倒卵状长圆形，扁平，紫褐色。花期7～9月，果期9～10月。生于低山阴坡湿地、山顶和低山草地及沼泽地，我国长江以北多有分布。药用的紫菀，是指本植物的根和根茎。

《本草纲目》说紫菀："其根色紫而柔宛，故名。"紫菀是药，醋盐处理后，也作菜用，号称仙菜，香辣可口。如明代姚可成《食物本草》说：紫菀"连根叶取之，醋浸，入少盐收藏，作菜辛香，号名仙菜。盐不宜多，多则腐也。"实际做菜时，一般是去根取苗用的，如清炒紫菀：紫菀幼嫩苗250g，食盐、味精、香油各适量；嫩苗洗净，锅中香油烧六成熟时，放入翻炒，撒入食盐、味精，炒至紫菀熟透即成，食之爽口。又如紫菀腌咸菜：将鲜嫩幼苗去根、黄叶及病虫叶，洗净，在沸水中浸烫1～2分钟，捞出沥去水分，以20%食盐搅拌，加入少许花椒等调味品，装坛封藏，通常作凉菜食用。

紫菀味苦、辛，性温，能润肺下气、化痰止咳，可用于咳嗽气急、肺虚劳嗽、肺痿肺痈、咳吐脓血、小便不利、大便不通等病证。从其用途看，紫菀几乎专为肺病而设，如《本草纲目》说"紫菀肺病要药"，《本草约言》也说：紫菀为"清肺润肺之要药也"。紫菀与款冬花为姐妹药，中医称为"对药"，两者功效相近，临床经常合用，唯化痰和止咳略有偏重："紫菀以化痰为主，款冬以止咳为主。（明·李中梓《本草征要》）"

1. 咯血

紫菀茜草丸：紫菀 60g，茜草 60g。二药烘干，共研细末，炼蜜为丸，每丸如樱桃大。用时含化 1 丸，不拘时。

2. 久咳不止

紫菀款冬茶：紫菀 3g，款冬花 3g，茶叶 6g。将上三味放入热水瓶中，以沸水冲泡至大半瓶，盖闷 10 多分钟，即可当茶饮用，1 日内作数次饮完，弃去沉渣。

3. 小儿咳嗽气急

紫菀川贝汤：紫菀 6g，川贝 3g，款冬花 6g。加水煎服，每日分 2 次服用。

4. 哮喘

紫菀地龙汤：紫菀 10g，地龙 15g，葶苈子 10g（包煎）。加水煎服，每日分 2 次服用。

5. 肺癌

紫菀浙贝汤：紫菀 10g，浙贝 15g，山海螺 30g。加水煎服，每日分 2 次服用。

6. 肺痈

紫菀芦根汤：紫菀 10g，芦根 30g，金荞麦 50g。加水煎服，每日分 2 次服用。

7. 肺痿

紫菀麦冬汤：紫菀 10g，麦冬 12g，百合 15g。加水煎服，每日分 2 次服用。

8. 咽喉肿痛

紫菀射干汤：紫菀 10g，射干 10g，土牛膝 15g。加水煎煮，去渣取汁，缓缓含咽。

9. 声音嘶哑

紫菀蝉衣汤：紫菀 10g，蝉衣 6g，胖大海 2 枚。加水煎煮，当茶饮，缓缓含烟。

10. 习惯性便秘

紫菀粥：紫菀 10g，粳米 100g，白糖适量。将紫菀洗净，放入药罐中，浸泡 5～10 分钟，水煎取汁，加粳米煮粥，待熟时调入白糖，再煮一二沸即成。每日 1 剂，连食 3～5 日。

11. 小便不利

紫菀滑石汤：紫菀 10g，滑石 30g（包煎），金钱草 30g。加水煎服，每日分 2 次服用。

12. 皮肤干燥

紫菀百合汤：紫菀 10g，百合 15g，天花粉 15g。加水煎服，每日分 2 次服用。

13. 口干症

紫菀玉竹汤：紫菀 10g，玉竹 15g，鲜芦根 50g。加水煎服，每日分 2 次服用。

14. 产后出血

紫菀炮姜汤：紫菀 10g，炮姜炭 10g，三七 6g。加水煎服，每日分 2 次服用。

15. 小儿夜啼

紫菀钩藤汤：紫菀 6g，钩藤 6g（后下），黄连 3g。加水煎服，每日分 2 次服用。

饥食黄精若飞仙

宋代徐铉《稽神录》中记载一则故事，说的是临川有一位富有的读书人，经常虐待家里的女佣。长期受罪的女佣咽不下这口气，趁雇主不注意的时候逃入深山之中，饿了就靠野草充饥，时间一长，她发现有一种野草形似竹叶，清秀可爱，就挖出根来品尝，结果甘甜异常，十分可口，于是选定它为日常的主食。久而久之，女佣发现自己吃饭前那种饥饿感逐渐消失了，而且神清体爽，步履轻健。一天夜里，她发现草丛中有动静，怀疑有老虎在附近觅食，恐惧之下爬上大树躲避。次日天明下树时，女佣发觉自己体轻如羽，像长着翅膀的鸟儿，可在山峰之间飞来飞去。几年之后，雇主家有人上山砍柴时发现了她，于是雇主召人上山抓捕，结果可想而知，谁都没有她跑得快，只得无功而返。又有一天，女佣身临绝壁，追捕的人用捕鸟的大网从三面紧围过来，本以为这下在劫难逃了，不料女佣腾空而起，又跃到另一山头，无奈的雇主只得摇头惊叹。后来有人说，女佣不可能有此仙骨，肯定是吃了山中什么灵药的缘故。雇主听后有了主意，于是备足了香气扑鼻的美酒佳肴，将其放置在女佣可能来往的路上，诱惑她进食而让其回归人间烟火。果不其然，女佣中计，饱餐之后，腾飞之能顿失，只得束手就擒。经过盘问，女佣供出实情，并指示所食之草，原来是一味中药黄精。

黄精，又名兔竹、菟竹、鹿竹、仙人余粮、野生姜，为百合科黄精属多年生草本植物，高 50～90 厘米。根茎圆柱状，结节膨大。叶轮生，叶片条状披针形，先端渐尖并拳卷。花腋生，2～4朵成伞形花丛，乳白色至淡黄色。浆果球形，成熟时紫黑色。花期5～6月，果期7～9月。生于山地林下、灌丛或山坡的半阴处。我国多地有分布。药用的黄精，即指本植物的根茎。

在古代，黄精经常作为延年益寿的药物使用，如《神农本草经疏》说："太阳之草名曰黄精，饵之可以长生。"但从上则故事来看，黄精也可用作食物充饥，这在宋代《证类本草》也有证可据："凶年之时，可以与老小代粮，人食之谓为米脯也。"而《本草图经》更有将其加工后作为干果出售的记载："今通八月采，山中人九蒸九曝，作果卖，甚甘美而黄黑色。"除外根茎部位，该书还说嫩苗也可充当蔬菜，需要注意的是类似的植物颇多（如有毒的钩吻），采摘时要小心辨别，避免食物中毒："初生苗时，人多采为菜茹，谓之笔菜，味极美，采取尤宜辨之。"

黄精味甘，性平，能养阴润肺、补脾益气、滋肾填精，可用于劳嗽体虚、消渴口干、腰膝酸软、阳痿遗精、耳鸣目暗、须发早白、皮癣毒疮等病证。除了外用可以生用之外，黄精内服一般都要经过蒸晒的炮制，古人特别强调九蒸九晒，这样可以增强补脾益肾润肺作用，消除麻味，避免刺激咽喉："取瓮子去底，釜内安置得所，入黄精令满，密盖，蒸至气留，即曝之，如此九蒸九晒。若生则刺人咽喉。（唐·孟诜《食疗本草》）"

1. 体倦乏力

黄精党参汤：黄精 15g，党参 15g，山药 30g。加水煎服，每日分 2 次服用。

2. 白细胞减少

黄精白术汤：黄精 15g，白术 12g，当归 12g。加水煎服，每日分 2 次服用。

3. 肾虚腰痛

黄精杜仲汤：黄精 15g，杜仲 10g，肉苁蓉 15g。加水煎服，每日分 2 次服用。

4. 阳痿遗精

黄精萸黄汤：黄精 15g，山茱萸 12g，沙苑子 12g。加水煎服，每日分 2 次服用。

5. 小儿发育迟缓

黄精红枣丸：黄精 250g，煨红枣 150g。焙干研末，炼蜜为丸，黄豆大。每次 6g，每日 3 次，开水送服。

6. 肺结核恢复期

黄精粥：黄精 20g，粳米 100g，白糖适量。将黄精洗净，水煎 20 分钟，去渣取汁；将粳米淘洗干净，加水煮粥，粥成时加入药汁、白糖即可食用。

7. 慢性肝炎

黄精丹参汤：黄精 25g，丹参 30g，糯稻根须 25g。加水煎服，每日分 2 次服用。

8. 糖尿病

黄精猪胰汤：黄精 25g，玉竹 30g，猪胰 1 具。加水煎服，将三物共放入砂锅内，加水慢火煮熟，加酱油和食盐适量，喝汤吃肉。

9. 目糊不清

黄精杞子汤：黄精 15g，枸杞子 12g，菊花 6g。加水煎服，每日分 2 次服用。

10. 神经性耳聋

黄精菖蒲汤：黄精 30g，石菖蒲 10g，骨碎补 15g。加水煎服，每日分 2 次服用。

11. 颜面色斑

黄精红花汤：黄精 15g，红花 6g，凌霄花 10g。加水煎服，每日分 2 次服用。

12. 神经性皮炎

嚼黄精：黄精适量，切片，九蒸九晒。早晚嚼服，每次 15 ～ 30g。

13. 足癣体癣

黄精丁香汤：黄精 30g，丁香 10g，百部 10g。加水煎煮，去渣取液，外洗患处。

14. 蛲虫病

黄精玉竹汤：黄精 15g，玉竹 15g。将二药加水浸泡 1 小时，然后隔水蒸半小时，去渣服汤，再蒸再服，每日 3 次，连用 3 日。

15. 发枯脱发

黄精鸡蛋汤：黄精 50g，生地黄 20g，鸡蛋 3 个，冰糖 20g。将黄精、生地黄洗净，切片。鸡蛋煮熟，去壳。同放入砂锅内，加清水适量，武火煮沸后，放入冰糖，用文火煲半小时。饮汤吃蛋，每日 1 次。

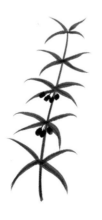

箭伤求救刘寄奴

据唐代史学家李延寿《南史》记载：南北朝宋高祖（宋武帝）刘裕，小名叫作寄奴，在年轻的时候，经常上山砍柴，有一天砍柴的时候，发现一条巨蛇挡住山路，前行不得，他顺手操起狩猎的弓箭，用力一射，正好射中了蛇身。蛇中箭后，负伤而逃，刘裕未能追及。第二天，刘裕又沿原路上山，想去寻找一下受伤的巨蛇，看看到底如何了。结果蛇未找到，却隐隐约约看到几个身着青衣的童子在山林中忙碌着，并传来一阵阵急促的敲捣石臼的声音。刘裕觉得好奇，就过去询问。童子告诉他，自己的主人昨夜与刘寄奴相遇，逃避不及，被他用箭射伤了，我们正在抓紧捣药，准备给主人敷上。刘裕听后一想，昨晚所遇的莫非是蛇神？于是探问道：你家主人为啥不杀了刘寄奴。童子回答：主人说刘寄奴将来要当皇帝，不能杀啊！要杀也杀不死。刘裕似信似疑，又觉得童子在拿自己的小名当笑料，故意取笑自己，就亮明身份后大声呵斥，童子一听懵了，当回过神来的时候，都吓得弃药而逃。刘裕赶紧收起草药，离开了此地，此后无论来到何处，这种草药总要携带在身。成年之后，刘裕成了东晋恭帝司马德文手下的一位骁勇善战的将领，征战各地，名声大振。由于战事频繁，伤病增多，在缺医少药的艰难时期，刘裕都是用这种草药医治伤兵的，据说敷之即愈，疗效神奇。后来人们为了纪念刘裕，就将此草定名为刘寄奴。话说回来，刘裕经过多年的艰苦征战，消灭了大片的割据势力，公元420年，他废了东晋恭帝，自立为王，世称刘宋武帝，这样看来，童子主人所言的成王之事也真的得到了应验。

刘寄奴，又名刘寄奴草、金寄奴、奇蒿、乌藤菜，为菊科蒿属多年生草本植物，高 80～150 厘米。下部叶在花期时枯落；中部叶近革质，长圆状或卵状披针形。头状花序极多数，密集于花枝上，在茎端及上部叶腋组成复总状花序，花筒状。瘦果微小，长圆形。花期 7～9月，果期 9～10 月。生于林缘、灌木丛中、河岸旁。广布于我国中部至南部各地。

刘寄奴味苦、辛，性温，能破血通经、止血消肿、消积散结，可用于闭经痛经、产后腹痛、癥瘕积聚、食积腹痛、跌打损伤、金疮出血、疮毒烫伤等病证。本则故事纯属虚构，神话色彩较浓，但该草善治金疮证则是不争事实，故古代医书中常誉之为"金疮要药"（清·陈其瑞《本草撮要》）。另外，刘寄奴治疗烧烫伤也独具优势，据说用之得当，不留疤痕："治汤火疮至妙。刘寄奴捣末，先以糯米浆，鸡翎扫汤著处，后掺药末在上，并不痛，亦无痕。大凡汤著处，先用盐末掺之，护肉不坏，然后药末敷之。（北宋·唐慎微《证类本草》）"

刘寄奴品种较为复杂，商品存在同名异物现象，临床相互混用较为常见，需要引起特别注意。譬如，南方多数地区所用的刘寄奴就是本文所说的菊科植物奇蒿，俗称"南刘寄奴"；与此不同，北方多数地区所用的刘寄奴则是玄参科植物阴行草，俗称"北刘寄奴"。虽然两者都有活血散瘀作用，均可用于闭经痛经、跌打损伤、外伤出血、疮疡肿毒等病证，但后者重在清热利湿而常用于湿热黄疸、泄泻痢疾、热淋尿浊等病证。

1. 闭经

寄奴益母汤：刘寄奴 30g，益母草 30g，红糖 30g。刘寄奴、益母草加水煎煮，去渣取汁，调入红糖，分 2 次服用。

2. 不孕症

寄奴鹿角汤：刘寄奴 15g，鹿角片 12g（先煎），紫石英 30g（先煎）。加水煎服，每日分 2 次服用。

3. 产后血晕

寄奴甘草散：刘寄奴 20g，甘草 20g。二药烘干，共研细末，每服 4g，温开水送服，每日 2 次。

4. 产后恶露不绝

寄奴当归散：刘寄奴 20g，当归 10g，甘草 20g。三药烘干，共研细末，每服 6g，生姜汤送服，每日 2 次。

5. 早期乳痈

寄奴连翘汤：刘寄奴 15g，连翘 15g，蒲公英 30g。加水煎服，每日分 2 次服用。

6. 跌打损伤

刘寄奴酒：刘寄奴 60g，骨碎补 60g，元胡 60g，白酒 500mL。置容器中，加入白酒，密封，浸泡 10 天以上，过滤去渣即成。口服，每次服 10 ～ 15mL，每日 2 次。

7. 金疮疼痛

刘寄奴散：刘寄奴适量，烘干研末，用时将其撒在创口上，并用药用纱布包裹。

8. 高脂血症

寄奴山楂汤：刘寄奴 10g，山楂 10g，决明子 15g。加水煎服，每日分 2 次服用。

9. 冠心病胸痛

寄奴降香汤：刘寄奴 10g，降真香 10g（后下），川芎 10g。加水煎服，每日分 2 次服用。

10. 小儿夜啼

寄奴钩藤汤：刘寄奴 10g，钩藤 6g（后下），黄连 3g。加水煎服，每日分 2 次服用。

11. 食积胃痛

寄奴山楂汤：刘寄奴 10g，山楂 10g，水红花子 15g。加水煎服，每日分 2 次服用。

12. 前列腺炎

寄奴萆薢汤：刘寄奴 15g，萆薢 30g，王不留行 10g。加水煎服，每日分 2 次服用。

13. 大小便出血

刘寄奴茶：刘寄奴不拘量，茶叶适量。将刘寄奴研为细末，瓷罐封贮备用。每日 2 ～ 3 次，每次取药末 3g，用茶煎汁，候温送服。

14. 带状疱疹后遗疼痛

寄奴乳香汤：刘寄奴 15g，乳香 6g，没药 6g。加水煎服，每日分 2 次服用。

15. 烧烫伤

刘寄奴散：刘寄奴适量，醋炒研为细末备用。治疗时在无菌技术操作下，创面及周围皮肤用 75% 酒精冲洗，轻轻擦去表面附着物，先以盐末撒之，后撒刘寄奴粉末，用消毒纱布包扎，一般不再换药，3 ～ 5 天即愈。

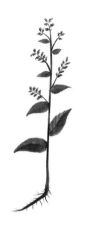

感恩献方乃白及

据南宋洪迈《夷坚志》记载：台州监狱关着一位重刑囚犯，监狱里一位官吏怀有一颗怜悯之心，处处留意关心他，久而久之，囚犯感动了。终于有一天，他对这位狱吏说：我想把一张珍藏已久的秘方献给你，以感谢你对我的关心。你应该知道，七次犯下重罪的我，遭受了常人难以忍受的严刑拷打，肺脏破裂，大量吐血，如此严重的伤损，倘若换作别人，想必已经命丧黄泉了，而我能顺利地活下来，靠的就是这个秘方：将中药白及研成粉末，每天用米汤送服，坚持一段时间，神奇的疗效就会显现。当然，囚徒并没有因为献方而免除刑罚，因罪行过重，最终还是被处以极刑。处死之后，行刑者将他的胸腔打开，发现所伤组织有数十处之多，但都被白及粉填补修复了，连颜色也与周围一样，未见异常。

白及具有收敛止血、消肿生肌功能，对体内体外伤口均有修复作用，但解剖所见的神奇疗效，显然是被夸大了。

白及，又名甘根、连及草、冰球子、皲口药，为兰科白及属多年生草本植物，高 15～17 厘米。块茎肉质，肥厚，富有黏性。茎直立。叶片披针形或宽披针形。总状花序顶生，花紫色、粉色、白色、黄色或蓝色。蒴果圆柱形，两端稍尖。花期 4～5 月，果期 7～9 月。生于山野、山谷较潮湿处。分布于华东、中南、西南及河北、山西、陕西、甘肃、台湾等地。本植物的根入药，名白及。

白及为兰科植物，叶片苍翠，花大色艳，清秀端庄，摇曳生姿，布置花坛、花径，可供路人观赏；盆栽室内，宜于家人休闲享用。

白及的药用部位为地下块茎，因其黏性极佳而被供作它用，譬如装裱字画，可以使字画更加美观而易于保存，其过程需要镶边粘贴，粘贴要求用黏合力强且无色透明的特制糨糊，白及制糊符合要求而成为最佳选择，故明代《本草蒙筌》说："作糊甚粘，裱画多用。"同为明代的装裱理论家周家胄在其著作《装潢志》中表述得更为详尽："余每见宋人名卷，皆纸边，至今不脱……余装卷以金粟笺用白及糊折边，永不脱，极雅致。"又如笛子吹奏前，需要贴上笛膜，据吹奏者说，白及是理想的黏合剂：其切片湿润后，在膜孔边缘轻轻擦上一圈，笛膜便可紧贴笛身，绝不会因吹奏时气流过急而松动脱落，这样就保证了表演不出意外。早在我国南北朝时期，白及的主要用途就是加水制糊，充当生活中的胶黏剂使用，而以方药形式施治疾病，则不多见，故《本草经集注》说："方用亦稀，可以作糊。"当然，在各种胶水层出不穷的今天，白及糨糊作为黏合剂，几乎已经淡出了人们的视线，但是设想一下，要是论环保、论安全，由化学合成的胶水又有哪一种能比得上白及呢？

现代研究发现，白及的黏滞特性来自白及的主要成分——白及胶（占到 50% 多），它是白及茎块经醇提取后所得的一种杂多糖。白及胶是一种黏滞性的胶状物，能机械性地堵塞细小血管并造成血管内膜损伤。现今西医学正是利用这一点，将白及胶制成栓塞剂后，用以堵塞供养肿瘤的血管，导致肿瘤因缺乏血液供应而体积缩小，甚至发生坏死，故应用前景已被看好。

中医认为白及味苦、甘，性寒，其消肿生肌功能主要用于溃疡的修复，临床上常用于胃溃疡及十二指肠溃疡的治疗。其收敛止血功能，可用治各种出血，出血并不局限于《夷坚志》所载的肺脏，其他脏器如肝、心、脾、肾、胃、大肠、小肠等的出血也适合使用，如明代李中梓《本草通玄》就是根据所出之血入水浮沉情况来确定出血的脏器和白及的配伍应用："凡吐血者，以水盆盛之，浮者，肺血也，以羊肺蘸白及末食之；沉者，肝血也，以羊肝蘸食；半沉半浮者，心脾之血

感恩献方乃白及

也，羊心脾蘸食。微火略焙。"

白及还是一味美容的中药，《本草纲目》说它能"去面黑，祛斑"，唐代甄权《药性论》也说它能"令人肌滑"，故白及常被制成各种护肤产品或消斑褪色的面膜，深受爱美妇女的青睐。

白及的观赏价值很高，经济价值和医用价值更高，因此，在我国多数地区，白及都遭到了过度采挖，甚至是灭绝式的采挖，野生资源急剧减少。目前白及已被列入《濒危动植物种国际贸易公约》，人工种植或将成为必然的选择。

1. 肠胃出血

白及地榆散：白及 30g，地榆 30g。二药炒焦，研末，每服 3g，温开水送服，每日 2 ～ 3 次。

2. 十二指肠溃疡

白及黄芪汤：白及 6g，黄芪 15g，海螵蛸 10g。加水煎服，每日分 2 次服用。

3. 胃痛

白及乌药汤：白及 6g，乌药 10g，香附 10g。加水煎服，每日分 2 次服用。

4. 口腔溃疡

白及漱口液：取白及 50g，加水 500mL 浸泡 30 分钟后煎煮成 100mL 的漱口液，每日含漱 5 次，每次不少于 1 分钟。

5. 牙周炎

白及刷牙粉：白及 30g，研为细末。先在牙刷上挤上牙膏，取 2g 白及细末撒在牙膏上，然后正常刷牙，每日 3 次。

6. 鼻窦炎

白及丸：将白及研为细末，用黄酒调糊为丸。每服 9g，用黄酒送服，一般半月见效。

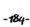

7. 体癣

白及白酒糊：将白及微火烘烤，研为细末，加适量白酒调成糊状，用消毒刀片将病灶上的鳞屑轻轻刮去，涂上药糊，每日早晚各 1 次。

8. 手足皲裂

白及甘油糊：将白及研为细末，根据皲裂部位大小，取适量白及粉末加甘油，调成较稀糊状，敷于患处，每日 1～2 次。

9. 伤口感染

白及外撒方：取白及适量，研极细末备用。常规消毒感染伤口后，将白及粉撒入伤口内，约 2mm 厚，纱布包扎。每日换药 1 次，换 3 次后改为 2 日换药 1 次。

10. 褥疮

白及三七软膏：将白及、三七按 2：1 的比例混合，打成细粉，用药时加入适量凡士林调成糊状，药量多少依据疮面大小而定，用棉签蘸取糊状药液涂于疮面，覆盖无菌敷料，每日 2 次。

101. 疔疮肿毒

水澄白及贴：取白及末适量，放碗中，加水搅拌，静置澄清，将去水后的糊状粉末摊于厚纸上，贴于疮上。

12. 痔疮出血

白及地榆汤：白及 10g，地榆炭 30g，槐花炭 30g。加水煎服，每日分 2 次分服用。

13. 外伤出血

白及丝瓜散：白及 15g，丝瓜叶 30g。烘干，共研细末，装瓶备用。用时取适量，撒于创口。

14. 汤火伤

白及麻油糊：白及 60g，麻油适量。将白及烘干，研为细末，用麻油调敷患处。

15. 胎漏

白及苎麻汤：白及 6g，苎麻根 15g，黄芩 10g。加水煎服，每日分 2 次服用。

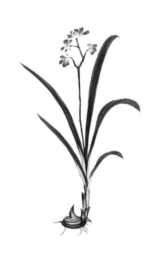

前王采蕺曾充饥

"古殿依嵯峨，春风似永和。龙归华藏远，僧把戒珠多。旧巷看巢燕，清池想浴鹅。前王曾来蕺，霸业近如何？"这是明末清初诗人毛奇龄咏《蕺山戒珠寺》五律，大有人故物非之感慨。

大家都知道"卧薪尝胆"的典故，越国被吴国打败之后，越王勾践卧柴草、尝苦胆，不忘耻辱，立志报仇，经过长期准备，最终击败了吴国。传说当时越王生活贫苦，食不果腹，看到蕺山上草木丛生，蕺菜繁茂，一度以此来充饥，故此山有了蕺山之名。后来大书法家王羲之修宅寄居于此（其后舍宅即是戒珠寺），更使此山名声大振。关于蕺山，后世留下不少诗篇，如宋代诗人楼钥便有《登蕺山》诗作："晚步蕺山上，休辞脚力穷；八松不碍眼，万里欲乘风。逸兴浮沧海，高歌彻太空；羲之不可见，犹得想胸中。"现在蕺山已成为绍兴的历史名山，建筑古色古香，已成为名闻遐迩的旅游胜地。

蕺，即蕺菜，《吴越春秋》称为岑草，因其气味有如鱼腥，又称鱼腥草，此即中药房中的常用药名。为三白草科蕺菜属多年生草本植物，高15～50厘米。叶互生，心形或宽卵形，上面绿色，下面紫色；花小色白，蒴果卵圆形；种子多数，卵形。花期4～7月，果期10～11月。生于沟边、溪边或林下湿地上。分布于我国中部、东南至西南部各地。

鱼腥草在古代医书中归属菜部，我国民间历来当作野生蔬菜食用，如唐代《本草图经》说："蕺菜生湿地山谷阴处……山南、江左人好生食之。"鱼腥草全株可以食用，可生食也可熟食。各地食用习惯略有不同，福建人喜食嫩叶，贵州人喜食根茎，四川人则食全草。生食有鱼腥味，熟食宜先用开水漂洗去腥。在民间鱼腥草的主要食用方法有凉拌、炖肉、煮粥、熬汤、炒菜、泡茶等，也可制作咸菜。由于需求量逐年增加，许多地方如贵州、云南和四川等已开始了规模化种植。

鱼腥草因其气味难闻，其药用价值早先曾被人们所忽视，而负面的记载较多，如《本草经集注》说："多食令人气喘"，"小儿食之，便觉脚痛"。虽然治肺痈、痔疮疗效卓著，有"肺痈吐脓血之要药""为痔疮必须之药"的美誉，但是一些古书如《神农本草经疏》等，还是认为本品"只能消肺痈、治痔疮，余非所长。"这种认识是片面的，中医学认为本品具有清热解毒、消痈排脓、利尿通淋的功效，可用于治疗肺痈、咳喘、痢疾、淋证、鼻渊和痈肿疮毒等多种病证。现代研究也证实，鱼腥草具有多种药理活性，如抗炎、抗细菌、抗病毒和抗癌等作用，可用于多种感染性疾病，并可防治胃癌、贲门癌、肺癌等恶性肿瘤。

另外，鱼腥草因能治疗放射性病而在日本家喻户晓。1945年在日本广岛爆炸的一颗原子弹，夺去了13万人的生命，仅存56人也都患有不同程度的急性放射病，如全身出现瘀斑、脓疮、败血症、牙床腐烂等，濒临死亡边缘。但其中有人坚持饮用鱼腥草水，竟奇迹般地夺回生命。一位幸存者这样说："56人几乎全都患有放射病……尽管如此，我仍一心期待着鱼腥草能起到医治放射病的作用。我就在早、中、晚都饮用它。直到现在，我总认为是鱼腥草救了我的命。"其实，在原子弹投下烧成废墟的广岛大地上，首先萌芽的植物便是鱼腥草，可见鱼腥草的生命力何等之强。我国也有"鱼腥草预防鼻咽癌放射性口腔溃疡的效果观察"的报道：放疗前一周开始，每天用鱼腥草泡水当茶饮，能有效减少鼻咽癌放射性口腔溃疡的发生。

1. 急性泌尿系感染

鱼腥草糖茶：鲜鱼腥草60～90g，洗净，加白糖适量，水煎服。

2. 痢疾

腥草山楂茶：鱼腥草 20g，山楂炭 6g，蜂蜜适量。前二药共研粗末，水煎取汁，调入蜂蜜，代茶饮。

3. 糖尿病

腥草黄连汤：鲜鱼腥草 60g，黄连 2g，水煎服，每日 1 剂。

4. 高血压

腥草薏苡汤：干鱼腥草全草 30g，薏苡仁 20g，水煎服，每日 1 剂。

5. 心绞痛

鱼腥草根散：鱼腥草根 9g，研粉，分 2～3 次，温开水冲服。

6. 烟瘾

腥草合欢汤：鱼腥草 12g，合欢花 10g，水煎服。本方可戒烟。

7. 小儿肺脓肿痈

腥草荞麦汤：鱼腥草 50g，全荞麦 30g。先用冷水浸泡一段时间，煎一沸即服用。每日 1 剂，连用 2 周。

8. 扁桃体炎

腥草柚子汁：鲜鱼腥草 15g，鲜筋骨草 15g，柚子核 6 粒，蜂蜜适量。将前三味捣烂，绞汁，调蜜服。

9. 鼻窦炎

腥草滴鼻液：取新鲜鱼腥草叶适量，洗净，捣烂，用纱布绞取汁液，滴入病侧鼻孔内，每日 3 次，连用 1 周。

10. 感冒咳嗽

腥草芦根汤：取新鲜鱼腥草 30g，鲜芦根 20g。将芦根剪成小段，与鱼腥草一起加水煎煮，取煎液代茶饮。

11. 痨咳盗汗

腥草炖猪肚：鱼腥草叶 60g，猪肚 1 个，食盐、料酒适量。猪肚洗净，将鱼腥草叶放入猪肚内，加盐、酒调味，炖烂，汤肉齐服，分 3 次服用，每日 1 次，连用 3 日。

12. 牛皮癣

腥草土桂包：取鲜鱼腥草 10g，土桂皮 10g，土大黄 10g，博落回 10g。切碎捣烂，纱布包紧，以药包揉擦患处，擦至发热为度，每日数次。

13. 手足癣

腥草黄荆包：取鲜鱼腥草 15g，黄荆叶 15g，土大黄 15g。切碎共捣烂，纱布包紧，用药包揉擦患处，擦至发热痒为止。

14. 小腿丹毒

腥草食盐糊：鲜鱼腥草 300 g，食盐 30g。鱼腥草净水清洗，再用凉开水清洗 1 次，捣碎，加盐调拌匀敷患处，加敷料包扎，每日 3 次。

15. 痔疮

腥草两用汤：鱼腥草适量，煎汤点酒服，连进 3 服。其渣再煎熏洗患处，有脓者溃，无脓者自消。

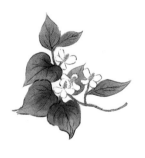

车前巧解大肠疾

据宋代唐慎微《证类本草》记载：有一年，宋代文学家欧阳修得了严重的腹泻病，大肠功能失常，大便急迫，痛苦不堪，虽经名医诊治，丝毫不见好转。据说当时民间有专门治疗此病的特效药，用之无不见效，三文一贴，价格便宜。欧阳夫人听说后转告了欧阳修，欧阳修也懂中医，知道文人皮肤白嫩、肠胃薄弱，不似普通老百姓那样皮粗肉厚、肠胃坚实，不能像他们那样用药，倘若孟浪用之，可能带来不良后果，故一口回绝。欧阳夫人建议遭拒后，突然心生一计：何不背着丈夫去买些药来，谎称是名医开的处方？想到这里，立即行动。欧阳修不知其诈，果真服了下去，结果一剂便愈，疗效神奇。后来得悉真情后，欧阳修非但不生气，反而派人把卖药人请了过来，厚礼相送后，问了个究竟。卖药者犹豫再三，最后勉强说出了秘方：原来只是车前草的种子（车前子）一味药，将它研为细末，用米汤送服。道理很简单，车前子是利尿药，它能将大肠中过多的水液分流到膀胱，变成小便排出体外，这样大肠里水分减少，大便变硬，暴下就被治愈了。这就是中医治疗腹泻"利小便，实大便"的方法。

车前草，又名车前、当道、虾蟆衣、蛤蟆草、芣苢，为车前科车前属多年生草本植物，高达50厘米。根丛生，须状。叶基生，具长柄，叶片卵形或椭圆形。花淡绿色，花冠小，管卵形。蒴果卵状圆锥形，种子4～8颗或9颗，近椭圆形，黑褐色。花期6～9月，果期10月。生于山野、路边、花圃、菜园、河边湿地，分布全国各地。本植物的全草（车前草）、种子（车前子）均可入药。

车前草耐瘠、耐干旱、耐低温，车压不死，人踩不枯，适应性极强，生命力旺盛。因其貌不诱人，花不招蝶，故被大家视为一种平淡无奇的植物而受到冷落，奇怪的是，这种小草唯独得到《诗经》的青睐，有诗为证："采采芣苢，薄言采之。采采芣苢，薄言有之。采采芣苢，薄言掇之。采采芣苢，薄言捋之。采采芣苢，薄言袺之。采采芣苢，薄言襭之。(《诗经·国风·周南·芣苢》)"诗中芣苢，即是车前草，说的是在风和日丽的春天，旷野上成群结队的妇女喜气洋洋地采摘着车前草的嫩叶。全诗结构奇特，重章叠句，只有"采、有、掇、捋、袺、襭"六字单一出现，分别描述了采集车前草时的不同动作，真可谓是诗中一绝。

车前草，虾蟆喜藏其下，故称虾蟆衣、蛤蚂草；好生道旁及牛马足迹中，故又有当道、马舄、牛舄、牛遗之名。该草含有蛋白质、脂肪、多种维生素和矿物质，营养丰富，可供食用。在古代灾荒年代，车前草既可充饥，也可做成美味佳肴，如《救荒本草》说："救饥采嫩苗叶，煤熟水浸去涎沫，淘净，油盐调食。"中医认为本品可入药，味甘性寒，能清热解毒、明目利尿，可用于热淋石淋、血淋血尿、目赤肿痛、咽喉疼痛和妇女白带等证。

车前子的作用与车前草相仿，唯解毒作用弱而祛痰作用强，尚可用于痰热咳喘等病证。本品利尿作用更强，能将人体多余水湿排出体外，起到减肥轻身、防病延年的作用，故《神农本草经》说："味甘，寒，无毒。主气癃，止痛，利水道小便，除湿痹。久服，轻身、耐老。"《本草经集注》也说："子性冷利，《仙经》亦服饵之，令人身轻，能跳越岸谷，不老而长生也。"后说虽然夸张，但也包含一定的道理。

车前子可研末吞服，也可煎汤饮服。因本品含有较多黏液质，其性黏腻，易煳锅底，煎药时宜用纱布包裹。

1. 扁桃体炎

车前银花汤：车前草 15g，金银花 10g，板蓝根 15g。加水煎服，每日 2 次，连用 3 天。

2. 前列腺增生症

车前术芪汤：车前草 10g，白术 10g，黄芪 30g。加水煎服，每日分 2 次服用。

3. 黄疸肝炎

车前茵陈汤：车前草 30g，茵陈 15g，蒲公英 30g。加水煎服，每日分 2 次服用。

4. 目糊不清

车前菊花汤：车前草 15g，白菊花 10g，枸杞子 12g。加水煎服，每日分 2 次服用。

5. 急性结膜炎

车前薄荷汤：车前草 50g，薄荷叶 10g（后下）。分 2 次煎汤 600 mL，待药汤凉后用消毒纱布蘸药洗患眼，洗时拨开上下眼睑，使药物进入眼球结膜，每日 1 剂，每日 3～5 次，至痊愈为止。

6. 流行性腮腺炎

车前白酒汤：车前草 15～30g（鲜品 30～60g）。加水 300mL，煎成 150mL，再加水 200 mL，煎至 100mL。将 2 次药液混合，分 2 次服用，每次加白酒 5mL 同服。每日 1 剂，一般连服 3～5 日，病情重者可酌情加量。

7. 顽固性牙痛

车前冰糖汤：鲜车前草 2 株（带根），冰糖 10g。将车前草洗净，切碎，加适量水，以文火煎 2 次，取汁。然后将冰糖打碎溶化于药汁中。药汁分为 3 份，每日 3 次饮服。

8. 湿气腰痛

车前葱白汤：车前草 7 颗，葱白连须 7 颗，红枣 7 颗。加酒少许，水煎服，每日分 2 次服用。

9. 胃十二指肠溃疡

车前子散：炒车前子研为细末，饭前服 4.5g，每日 3 次。服药期间忌食辛辣等刺激性食物。

10. 下肢浮肿

车前猪苓汤：车前子 30g（包煎），猪苓 30g，冬瓜皮 30g。加水煎服，每日分 2 次服用。

11. 咳嗽

二车百部汤：车前子 15g（包煎），车前草 15g，百部 15g。加水煎服，每日分 2 次服用。

12. 腹泻

车前凤尾汤：车前子 15g（包煎），凤尾草 15g，生姜 10g。加水煎服，每日分 2 次服用。

13. 带下

车前椿皮汤：车前子 15g（包煎），椿根皮 15g，海螵蛸 10g。加水煎服，每日分 2 次服用。

14. 痛风

车前黄芪汤：车前子 30g（包煎），黄芪 30g，半枝莲 30g。加水煎服，每日分 2 次服用。

15. 高血压

车前天麻汤：车前子 30g（包煎），天麻 9g，杜仲 9g。加水煎服，每日分 2 次服用。

鸡冠成花欠声啼

据明代吴彦匡《花史》记载：明朝大学士、《永乐大典》总编纂解缙才思敏捷，出口成章。一天，永乐帝朱棣有意试一试他的文才，命他咏鸡冠花诗。解缙顺口就念了一句："鸡冠本是胭脂染"，朱棣从袖中拿出一枝白鸡冠花来，反问他何以说是红的呢？解缙不慌不忙地继续念道："今日为何浅淡妆？只为五更贪报晓，至今戴却满头霜。"朱棣听了赞叹解缙文才出众。

民间还流传鸡冠花的故事说：南北朝陈国皇帝陈叔宝的宫苑中，有一株天上玉鸡星所化的白鸡冠花杂生于后庭的众花丛中。一天，陈叔宝到后庭闲步，见一丛白鸡冠花有空中飞舞的姿态，十分动人，触发了他的灵感，遂创作了《玉树后庭花》乐曲，日夜在宫中演唱。可是好景不长，不久隋兵直逼建康（今南京）城下，冲进宫苑，可怜他还在吟唱那平生得意之作。结果是国破山河在，他被俘虏到洛阳，那后庭的白鸡冠花也同遭噩运，被隋兵戳了一刀，结果血染玉冠，落得个"独立秋庭血未干"，从此白鸡冠变成了红鸡冠。

鸡冠花，又名鸡公花、鸡冠头，为苋科青葙属一年生草本植物，直立，高 30～80 厘米。单叶互生，叶片长椭圆形至卵状披针形。穗状花序顶生，成扁平肉质鸡冠状、卷冠状或羽毛状，中部以下多花，花被片淡红色至紫红色、黄白或黄色。胞果卵形，熟时盖裂。种子肾形，黑色光泽。花期 5～8 月，果期 8～11 月。原产亚洲热带，我国南北各地均有栽培。本植物的花序、种子（鸡冠子）、茎叶（鸡冠苗）均可入药。

鸡冠花原产印度，隋唐时传入我国，宋代已有广泛应用。鸡冠花花序独特，状如雄鸡鸡冠，色彩多样，鲜艳明快，观赏价值较高，享有"花中之禽"的美誉。历代赞美鸡冠花的诗篇很多，宋代赵企《啄鸡冠花》诗中更是将它描绘得栩栩如生："秋光及物眼犹迷，著叶婆娑拟碧鸡。精彩十分伴欲动，五更只欠一声啼。"

鸡冠花可作食用，国外异其名曰热带菠菜，印度、南美洲、非洲西部等地常作为蔬菜栽培。我国也不例外，明代《救荒本草》就有将鸡冠花苗叶烧熟后水浸去苦作凉拌菜食用的："救饥采苗叶，煠熟，水浸，淘去苦气，油盐调食。"鸡冠子的蛋白质含量极高，营养丰富，据说墨西哥人习惯将其与小麦混合磨粉制作高级面包。花序富含氨基酸，包括人体必需的8种氨基酸，可制作多种菜肴和药膳，如鸡冠花粥、鸡冠花酒、香炸鸡冠花、冠花炒肉片、鸡冠花蒸肉等。而鸡冠花萼则可提炼安全性高的食用色素，如鸡冠花红色素及橙黄色素等。

作为药用，鸡冠花味甘、涩，性凉，能凉血止血、止带止泻，可用于各种出血、带下痔疮、痢疾泄泻等病证。如清代赵学敏《串雅内编》用治赤白痢疾或淋证："赤痢以白鸡冠花，白痢以赤鸡冠花，烧灰存性，酒下神验。并治赤白淋。"清代鲍相璈《验方新编》则用治赤白带下："白术五钱，真云苓二钱，车前子一钱，鸡冠花三钱，水煎服。无论久近其效如神，百发百中。赤带用白鸡冠花，白带用赤鸡冠花，反之为妙。"本品还可用于偏头痛证："偏脑疼痛：白鸡冠花向阳之子，晒干为末。每用一钱五分，黄酒调服。（清·鲍相璈《验方新编》）"

鸡冠子与鸡冠花功效相近，用于九窍出血病证，常可取代用之，如清代黄元御《玉楸药解》说："鸡冠花止九窍失血，吐血崩漏淋痢诸血皆止，并治带淋之证。花与子同功。"

1. 便血

鸡冠花蛋：白鸡冠花 30g，鸡蛋 1 只。鸡冠花加水 500mL，煎煮至 300mL，去渣，将鸡蛋打入，煮熟后，加白糖适量，每日服用 1 次，连服 5 ～ 6 日。

2. 吐血不止

鸡冠花白及散：白鸡冠花 30g，白及 30g。二药烘干，共研细末，每服 3g，温开水送服，每日 2 次。

3. 鼻衄不止

鸡冠花栀子汤：白鸡冠花 15g，栀子 10g，旱莲草 30g。加水煎服，每日分 2 次服用。

4. 痔疮出血

鸡冠花藕粉羹：鲜白鸡冠花 100g，藕粉 25g，白糖 25g。鲜鸡冠花洗净，放入砂锅内煎取浓汁，每 20 分钟取汁 1 次，共取 3 次。合并 3 次的煎汁用小火浓缩。用烧沸的鸡冠花浓缩汁冲调藕粉搅拌均匀，放入白糖即可食用。随意随量服用。

5. 脱肛

鸡冠花升麻汤：白鸡冠花 15g，升麻 6g，黄芪 15g。加水煎服，每日分 2 次服用。

6. 痢疾

鸡冠花黄连汤：白鸡冠花 15g，黄连 6g，赤芍 15g。加水煎服，每日分 2 次服用。

7. 带下

鸡冠花鸡：白鸡冠花 30g，白毛乌骨鸡 1 只，食盐、料酒适量。先将鸡去脚、翅、内脏，将药装入鸡腹内，用线缝好，加水、食盐、料酒煮熟，吃鸡喝汤。

8. 崩漏

鸡冠花地榆汤：白鸡冠花 15g，地榆 30g，仙鹤草 30g。加水煎服，每日分 2 次服用。

鸡冠成花欠声啼

9. 产后腹痛

鸡冠花炮姜汤：白鸡冠花 12g，炮姜 6g，小茴香 10g。加水煎服，每日分 2 次服用。

10. 风疹瘙痒

鸡冠花苦参汤：鸡冠花 30g，苦参 30g，明矾 15g。将鸡冠花、苦参加水煎煮，去渣，溶入明矾，擦洗患处。

11. 肺痨

鸡冠子百合汤：白鸡冠花子 10g，百合 15g，地骨皮 15g。加水煎服，每日分 2 次服用。

12. 目赤肿痛

鸡冠子栀子汤：白鸡冠花子 10g，栀子 10g，蒲公英 30g。加水煎服，每日分 2 次服用。

13. 夜盲症

鸡冠子苍术汤：鸡冠子 15g，苍术 10g，红枣 7 枚。加水煎服，每日分 2 次服用。

14. 蜈蚣咬伤

鸡冠花草糊：白鸡冠花全草适量，嚼烂，敷患处。

15. 妇人阴部生疮

鸡冠茎叶汤：鸡冠花茎叶 100g，冬瓜皮 250g。加水煎煮，去渣取液，外洗患处。

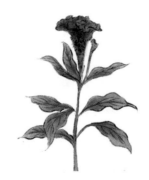

艾灸瘊子有神效

东晋成帝时，葛洪在广州罗浮山，与南海太守鲍靓之女鲍姑结为连理，双双在罗浮山炼丹。在那里，葛洪撰写了著名的《抱朴子》内外篇，鲍姑也因潜心研究艾草的药用功能而闻名于世，那是古话。

话说唐代贞元年间（785—805）的一个上元节，南海番禺（今广州）开元寺百货杂陈，百戏竞演，欢庆佳节。当时已故监察御史崔向的儿子崔炜，将家产用尽，流落街头。这天无聊，信步到开元寺闲游，忽见得一店主在酒店门口殴打一位衣衫褴褛的老婆子，拥挤的围观者无一人出面劝解。崔炜于心不忍，上前阻止，并问个究竟。原来那老婆子乞讨于此，被人挤倒，不慎打破了店堂门口的一只酒瓮，酒水流了一地，因而遭打。酒瓮价值千文，身无分文的崔炜毅然将身上的一件绸衫脱下作赔，解了老婆子之围。老婆子感激涕零，之后从怀中取出一根艾条，送给崔炜道："多谢公子为我解难，老婆子别无所能，只善于灸除瘊子（即寻常疣），今送上越井冈艾制成的艾条一根，遇病用之，瘊可速除。"

一天，崔炜借宿海光寺，见一老和尚耳朵上生一瘊子，忽想起所赠之艾条，就主动请求一试，结果手起瘊落，使得老和尚惊叹不已："老僧患此多年，今日方为郎君治好，无以酬谢，只能报告一个讯息。这山下有位任姓富翁，也罹此疾，郎君若能前去，定会得到丰厚报酬。"崔炜行前，老僧为他备信一封。任翁见信，很是高兴，立即请他施灸，果然艾到瘊除。为了答谢治瘊之功，任翁奉上谢金十万。

崔炜早就听说鲍姑用越井冈所产之艾，制成艾条，效果最好，遂悟老婆子乃鲍姑仙人所化。从此，崔炜用"鲍姑艾"专治瘰疬，成为名家，愈者无算。

艾，又名艾叶、艾蒿、医草、灸草，为菊科蒿属多年生草本植物，高50～120厘米。全株密被白色茸毛，茎直立，圆形；单叶互生，叶片卵状三角形或椭圆形，羽状或浅裂；花序总状，顶生，花带红色；瘦果长圆形。花期7～10月，生长于路旁、草地、荒野，我国东北部、北部、西部至南部都有分布。

艾的记载，最早见于《诗经·王风·采葛》："彼采艾兮一日不见，如三岁兮"，当时采艾是否供作药用虽不得而知，但后人认为艾的造字与医有关。艾从"乂"来，乂意安定，谓本品可治理安定疾病，故名。艾叶在预防疾病方面与菖蒲相似，民间应用十分普遍，至今仍沿用不衰。每年五月初五端午节，人们习惯在自家门窗上悬挂人形的艾束，或佩带虎形的艾制头饰，并饮艾酒、食艾糕，以辟邪禳毒："五月五日，四民并踏百草……采艾以为人，悬门户上，以禳毒气。（南北朝·宗懔《荆楚岁时记》）""艾虎钗头，菖蒲酒裹，旧约浑无据。（南宋·周紫芝《竹坡词》）"

艾以治病，其功大也。《孟子》载："愈七年之病，求三年之艾也。"七年的久病，可以用三年的艾来治疗，这足以引起人们对艾叶价值的重视。明代李时珍的父亲李闻言，对艾也倍加赞赏，曾著《蕲艾传》，可惜书已散佚，该书载道："（艾）产于山阳，采以端午，治病灸疾，功非小补。"艾作为药用，主要取其叶片。中医认为，艾叶味苦、辛，性温，能温经止血、散寒止痛、祛湿止痒、安胎。可用于吐血衄血、咯血便血、崩漏痛经、月经不调、妊娠下血、胎动不安、心腹冷痛、泄泻久痢、带下湿疹、痈疡疥癣。临床上，艾叶的用途可以分成两类，即外用和内服，其中外用又以火灸为著名。

艾叶的一个重要特性，就是燃点低，易于燃烧，相传古人把它用作取火的材料，如西晋张华《博物记》载："削冰令圆，举而向日，以艾承其影，则得火。"即通过冰球对太阳光的聚焦，来点燃艾叶取火，因此，艾叶还有一个美丽的名称——冰台。将艾叶取作灸材，正好利用了该药易燃的特性。我国最早记载艾叶药用的医著《五十二病方》中，录有两首艾灸治病的处方，看来，艾叶最早的用途是火灸，而不是内服。用作灸材，艾叶的应用范围一般不受其功效的限制，几乎无病不治，如南北朝陶弘景《名医别录》就说它"主灸百病"。在当今的中医针灸科中，艾条似乎成了治病救人不可或缺的药材。

艾叶充当灸材，其质量往往受产地的影响。在宋代，艾叶以河南汤阴伏道所产的北艾（伏道艾）和浙江宁波及鄞县所产的海艾为好；宋以后至今，人们普遍认为艾叶以湖北蕲春产者（蕲艾）为佳，如《本草纲目》说："（艾叶）自成化以来，则以蕲州者为胜，用充方物，天下重之，谓之蕲艾，相传他处艾灸酒坛不能透，蕲艾一灸则直透彻，为异也。"有人对不同产地的艾叶燃烧放热量（比热值）为指标进行过比较研究，其结果与古书记载相吻合，即湖北蕲春产的艾叶燃烧放热量最高，热穿透力最强，因而治疗效果也最理想。日本学者小林和子研究发现，艾叶燃烧的主要成分是庚三十烷（$C_{37}H_{76}$），提取庚三十烷后的艾叶，其燃烧将发生困难；研究还发现，不同产地的艾叶，其所含庚三十烷的比例几乎无差异，只是鞣酸在优质艾叶中含量甚少，在劣质艾叶中的含量较多。该发现提示，鞣酸可能是决定艾叶燃烧指标的重要因素。

除外火灸，艾叶也可制成各种制剂或制品供作外用，以补内服汤药之不足，相传清朝光绪三十四年（1908 年），御医就用蕲艾等药粉碎或搓软，以绫绢制成六寸宽的腰带紧系于腰间治疗光绪皇帝的腰胯疼痛。艾叶内服用途亦广，其在妇科病中的应用最引人注目，如早在汉代《金匮要略》一书中就有治疗妇人下血不止腹中痛的胶艾汤。清代宫廷医案处方统计也表明，艾叶出现的频率较高，主要也是用在妇科病上。现代研究发现，艾叶具有抗菌、增强网状内皮细胞的吞噬、平喘、抗过敏性休克、镇咳、祛痰、缩短凝血时间、利胆和兴奋子宫等作用。

艾灸瘊子有神效

1. 寻常疣、扁平疣

鲜艾外擦方：采新鲜艾叶，揉至出汗，在疣表面摩擦至皮肤微热或微红，但不要擦破皮肤，每日 2 次。

2. 臁疮

艾叶桃仁汤：艾叶 60g，桃仁 18g，凤仙花 15g。水煎外洗，每日 1 ～ 2 次。

3. 阴囊湿疹

鲜艾汤：把鲜艾叶 9g 放在锅内，加水 500mL，煮沸，用脱脂棉或小块毛巾浸入热药液，敷于阴囊，或洗阴囊，或趁热洗熏阴囊，再以热毛巾敷于阴囊上。

4. 湿气两腿作痛

立患丹：艾叶 60g，葱头 1 根，生姜 45g。三药捣烂，用纱布包裹，蘸热烧酒擦患处，以痛止为度。

5. 膝关节滑膜炎

艾叶菊花袋：艾叶 100g，菊花 100g。二药捣碎，装入布袋内，放膝关节上，外用热水袋热熨。

6. 寒湿腰痛

艾叶杜仲汤：艾叶 10g，杜仲 15g，乌药 10g。加水煎服，每日分 2 次服用。

7. 习惯性流产

艾叶蛋：陈艾叶 30g，鸡蛋 2 只。先将艾叶煎汤去渣，取汤煮鸡蛋，熟后连蛋带汤 1 次服食，每月连服 7 剂，流产前 1 月开始服，轻者连服 2 ～ 3 个月，重者连服 3 ～ 5 个月。

8. 寒性痛经

艾叶当归汤：艾叶 15g，当归 30g，红糖 60g。水煎，熬取 3 碗，分 3 次温服。

9. 崩漏

艾叶地榆汤：艾叶炭 6g，地榆炭 30g，陈棕炭 30g。加水煎服，每日分 2 次服用。

10. 带下

艾叶白芷汤：艾叶 10g，白芷 10g，海螵蛸 15g。加水煎服，每日分 2 次服用。

11. 受寒呕吐

艾叶生姜茶：艾叶 6g，生姜 2 片。加水煎煮，去渣取汁，代茶饮，不拘时。

12. 寒性泄泻

艾叶荜茇汤：艾叶 6g，荜茇 6g，吴茱萸 6g。加水煎服，每日分 2 次服用。

13. 支气管炎

艾叶蒲鱼丸：艾叶 18g，蒲公英 30g，鲜鱼腥草 30g。三药炒干研末，炼蜜为丸，桐子大，日服 2 次，每次 9g。

14. 慢性化脓性中耳炎

艾叶粉：蕲艾叶适量，研为细末，取少量吹入或蘸擦耳内，每日 2 ～ 3 次。

15. 膀胱炎

艾叶辣蓼汤：艾叶 6g，辣蓼 6g，车前草 30g。水煎服，每日 1 剂，分早晚服。

清泉白石弄菖蒲

据宋代药物学家寇宗奭《本草衍义》记载：有一患者身上生了一种奇怪的热毒疮，颈部以上皮肤完好无损，颈部以下皮肤毒疮满布，而四肢尤为明显。这种毒疮虽然没有瘙痒的感觉，但生疮部位疼痛难忍，其渗出液特别黏稠，能将皮肤和衣被粘在一起，让人动弹不得、昼夜不得安寐，其痛苦之状无法形容。当时有乡里人告诉他一种简单的治疗方法，只用了一味中药：取石菖蒲三斗，放到太阳底下晒干，捣碎为药末，均匀地撒在布席上，让病人躺在上面，随意翻身，不受姿势限制，然后盖上衣被。这时就发生一种神奇的现象，即生疮的皮肤和衣被好像没有了亲和力，各归各的，不再粘在一起，这样患者没了痛苦，便开始安然入睡。没过七天，患者身上的毒疮便消失得踪影全无。后来患此毒疮的人，按照同样的方法治疗，也是应手而愈，如有神助。此则医案，作为怪病的典型病例，被清代医家沈源收入到记载奇疾怪症的《奇症汇》一书中，后人读之，无不称奇。

石菖蒲，为天南星科菖蒲属多年生草本植物。根茎横卧，芳香；根肉质，具多数须根。叶片薄，暗绿色，线形，基部对折，中部以上平展。花序柄腋生，肉穗花序圆柱状，花白色。成熟果穗黄绿色或黄白色。花、果期2～6月。生于密林下湿地或溪涧旁石上。分布于黄河流域以南各地。本植物的根茎（石菖蒲）、叶（菖蒲叶）、花（石菖蒲花）均可入药。

石菖蒲治病有功，但经常被古人神化。譬如它有养身延年作用，而轻身成仙则言过其实，不妨看看宋代陆游《菖蒲》诗是怎么说的："菖蒲古上药，结根已千年。闻之安期生，采服可从仙。斯人非世人，两耳长垂肩。松下语未终，竦身上青天。"诗意是说：菖蒲历来就是灵药，先秦时两耳垂肩的方士安期生采服多年后，在松树下谈论还没有把话说完，就飘然离地上了青天升仙而去。

石菖蒲气味芳香，能抵御四时不正之气。清末民初张山雷在《本草正义》中描述："菖蒲芳香清冽，以气用事，故能振动清阳，而辟除四时不正之气"，但它并非民间端午节与艾草同用、悬挂于门前的水菖蒲（土菖蒲），虽然两者同科同属，但前者叶片短而窄，呈线形，暗绿色，多生于溪涧旁石上；后者叶片长而宽，呈剑状线形，绿色，多生于水边，两者不可混为一谈："生石涧而叶细嫩者，名菖蒲，根小节稠，味甚辛烈，堪收入药，通窍开心；种池塘而叶粗长者，名菖阳，根大节疏，味兼和淡，惟取作饯，醑酒点茶。故古方中但用此味，特加'石'字于上，示其所优，使人之不误取也。（明·陈嘉谟《本草蒙筌》）"

石菖蒲辛香通窍，擅长治疗气行受阻或痰浊壅塞引起的诸窍不通，如脑窍闭塞的神志不清、肾窍不利的耳鸣耳聋、脾（胃）窍不开的噤口不食、肺窍不宣的鼻塞声哑等证："一切气闭，如音声不清，耳窍不利，并喉胀乳蛾，服之即通。（明·倪朱谟《本草汇言》）"本品尚能宁神益智、增强记忆，与远志配伍，可提高学生的读书效率，如《本草蒙筌》记载："原有服石菖蒲一十三年……日诵万语，牢记常全。今读书士，亦或取和远志为丸，朝夕吞服。盖因目击其说，欲假以开聪明、益智慧之一助也。"

古人使用石菖蒲，喜欢选择九节者，即九节菖蒲，据说质量上乘，功效卓著，如《名医别录》说：菖蒲"一寸九节者良"。菖蒲的所谓九节，其实是指其根茎上之环节密集而言，并非另有品种。需要注意的是，现在药房中的九节菖蒲，并非石菖蒲中之九节者，而是毛茛科阿尔泰银莲花的根茎，两者不同科、不同属，临床使用不可互换。

清泉白石弄菖蒲

1. 胸腹胀闷

菖蒲香附汤：石菖蒲 6g，香附 12g，玫瑰花 6g。加水煎服，每日分 2 次服用。

2. 厌食

菖蒲佛手汤：石菖蒲 10g，佛手 10g，陈皮 15g。加水煎服，每日分 2 次服用。

3. 疲劳症

菖蒲黄芪汤：石菖蒲 10g，黄芪 30g，红景天 10g。加水煎服，每日分 2 次服用。

4. 失眠

菖蒲远志汤：石菖蒲 10g，远志 15g，甘松 6g。加水煎服，每日分 2 次服用。

5. 健忘

菖蒲鹿角汤：石菖蒲 10g，鹿角片 12g（先煎），党参 15g。加水煎服，每日分 2 次服用。

6. 抑郁症

菖蒲合欢汤：石菖蒲 10g，合欢花 10g，代代花 10g。加水煎服，每日分 2 次服用。

7. 老年痴呆症

菖蒲天麻汤：石菖蒲 10g，天麻 10g，淫羊藿 15g。加水煎服，每日分 2 次服用。

8. 癫痫

菖蒲郁金汤：石菖蒲 10g，郁金 10g，天麻 10g。加水煎服，每日分 2 次服用。

9. 耳痛耳聋

菖蒲附子丸：石菖蒲 15g，制附子 15g。二药烘干，研为细末，醋调为丸，如杏仁大，用绵包裹，塞入耳中，每日 2 次。

10. 鼻塞不通、不得喘息

菖蒲皂角散：石菖蒲 15g，皂角 15g。二药烘干，研为细末，用时取 3g，用绵包裹，塞入鼻中，仰卧片刻即通。

11. 跌打损伤

鲜菖蒲糊：石菖蒲鲜根适量，甜酒糟少许，捣烂外敷患处。

12. 阴囊水湿作痒

菖蒲蛇床散：石菖蒲 60g，蛇床子 60g。二药烘干，研为细末，用时取适量搽患处，每日 2～3 次。

13. 新生儿红斑

菖蒲艾叶汤：石菖蒲 15g，艾叶 15g。加水煎煮，去渣取汁，浸洗患处，每日 2 次。

14. 月经后期

菖蒲花汤：石菖蒲花 3g，当归 12g，益母草 30g。加水煎服，每日分 2 次服用。

15. 疥疮

菖蒲叶汤：石菖蒲叶 30g，苦参 15g，乌梅 15g。加水煎煮，去渣取液，外洗患处。

莲藕根中藏妙药

南宋开国皇帝宋高宗于 1162 年让位给宋孝宗。宋孝宗为南宋第二任皇帝，也是一位功勋卓越的皇帝。据宋代赵潘《养疴漫笔》记载，宋孝宗有一年不幸罹患痢疾，众多名医前去诊治，虽然都尽了力，但药不对症，均无功而返。当时的宋高宗异常焦急，开始处处留意治痢的方法。有一天外出，偶然看见路边有一家不起眼的小药铺，但没有放过，他差人把主人严防御叫了出来。严防御得悉是来打听治痢的办法的，就详细询问了得病的经过，当得知是吃湖蟹之后得的病，他心里已经有了底，接着又给宋孝宗望了色、切了脉，便胸有成竹地说，这是一种性质属寒的痢疾，叫冷痢。说罢，便派人迅速采来新鲜的藕节，洗净捣烂，让宋孝宗用热酒调服。说来也怪，没吃几次，这种顽固的冷痢就被轻松地治愈了。宋高宗当然是喜上心头，高兴之余，就决定把一副黄金制作、价格昂贵、专供御医捣药用的杵臼赏赐给了他。从那以后，这家小小的药铺便名声大振、门庭若市。

藕节的原植物为莲，又称莲藕、荷、芙蕖、泽芝、水芝，为睡莲科莲属多年生水生草本植物。根茎肥厚，节间膨大，内有多数纵行孔洞。节上生叶，露出水面，圆形，粉绿色。叶柄粗壮，圆柱形，多刺。花单生于花梗顶端，芳香，红色、粉红色或白色；雄蕊多数，花丝细长。花后结倒锥形莲蓬，有多数小孔，内含果实。坚果、种子呈卵形或椭圆形，种皮红色或白色。花期 6～8 月，果期 8～10 月。生于水泽、池塘、湖沼或水田，我国南北各地均有分布。

莲藕原产于我国，有悠久的食用和栽种历史。考古人员在河南仰韶文化遗址（距今 5000 年以前）的室内台面上发现有碳化的莲子，表明那时人们早已将莲子作为食物了。而在 3000 多年前的《周书》中则记载着："薮泽已竭，即莲掘藕"，表明西周时期我国人民已经开始种植食用莲藕了。莲藕体态优美，圣洁素雅，历代文人为之留下许多诗作名句，其中最为人们称道的要数北宋著名理学家周敦颐《爱莲说》中的"出淤泥而不染，濯清涟而不妖"，它道出了莲藕的高贵品质，故常用来比喻人为官清廉、洁身自好的品德。

莲藕一身是宝，不作食用，便供入药，不同部位，名称各异。叶片为荷叶，叶柄或花柄为荷梗，叶之基部为荷叶蒂，花蕾为荷花，种皮为莲衣，雄蕊为莲须，肥大根茎为藕，根茎节部为藕节，老熟果实为石莲子，成熟种子为莲子，种子中的幼叶及胚根为莲心。

藕节为藕之节部，味甘、涩，性平，能散瘀止血，一般要炒炭用，处方名为藕节炭，可用于人体的各种出血，如吐血、咯血、尿血、便血、鼻出血、痢疾下脓血、妇女月经过多等。清代王子接《得宜本草》指出使用藕节要注意配伍："得发灰治血淋，得酒解蟹毒。"发灰是指人的头发灰，也能止尿血，两者相伍，相辅相成，可增强治尿血的效果。得酒解蟹毒，就是本文开头所说藕节捣烂酒送服，用治食蟹所得的冷痢，当然痢下夹血就更为合适了。藕味甘性寒，功用与藕节相仿，主要供作食用。作为食物，可生用，也可熟食。生用易伤脾胃，熟食则能补益，如《滇南本草》说："生食令人冷中，熟食补五脏。"

荷叶一般指莲藕的硕大叶片，可用新鲜的或晒干用，也可用其初生的嫩叶，即荷钱。荷叶味苦、涩，性平，有清热解毒之功，可用于食物中毒，如《本草拾遗》说："主食野菌毒，水煮服之。"也可用于一些传染性皮肤病如广疮（梅毒），如明代李诩《戒庵老人漫笔》记载："县中陈某一侍女生广疮，求医于方上道人，方为浓煎荷叶当茶饮，逐日尽量而止，不过七日而愈。"

荷叶清香可口，"煨饭助脾胃消化"（清·徐大椿《药性切用》），故可制作多种美味佳肴，如荷叶包鸡、荷叶粉蒸肉，但最为著名的要

莲藕根中藏妙药

数荷叶包饭了。南北朝陈武帝时，陈军在城内遭到了北齐军的围困，军民同仇敌忾、居城死守，但不久因军粮殆尽而城池告急。当时正值荷叶满塘，附近的百姓听说之后，马上采摘荷叶包裹饭团，偷偷送进城内以慰劳士兵，于是陈军士气大振，最终击败了北齐军。从那时起，荷叶包饭就开始名声远扬，并流传至今。不过现在的荷叶包饭今非昔比，经过翻新，已经成为一道名膳。

莲子，为莲藕的成熟种子，又称莲肉，味甘、涩，性平，能补脾止泻、益肾固精，可用于脾虚久泻、肾虚遗精、小便不禁、妇女带下等病证。可生吃，也可熟食，清代汪绂《医林纂要探源》认为生吃适应面广而熟食仅限于肠胃的调理："去心连皮生嚼，最益人，能除烦、止渴、涩精、和血、止梦遗、调寒热。煮食仅治脾泄、久痢，厚肠胃，而交心肾之功减矣。"

1. 咽喉肿痛

鲜藕蜂蜜汁：鲜藕 300g，蜂蜜 30g。将鲜藕洗净，绞碎，挤汁，加蜂蜜调匀。每日 1 次，连服数日。

2. 鼻衄

鲜藕甘蔗汁：鲜藕 500g，鲜甘蔗 500g。将上述两味去皮，切碎。甘蔗绞汁，将白藕浸汁中半日，再绞取其汁，饮服，每日 3 次。

3. 寻常疣

生藕片：生藕适量，洗净后切片，搽患处，每日 2～3 次。

4. 妊娠呕吐

藕节麦芽汤：藕节 18g，炒大麦芽 12g。加水煎服，每日分 2 次服用。

5. 久痢久泻

藕梗汤：荷梗 60g，麦芽糖 2 匙。二药加水煎煮，饮汤，每日 1～2 次。

6. 胃溃疡

莲肉糊：莲子 60g，桂花 2g，白糖 10g。先将莲子去心，入砂锅中，加水煮 1 小时至莲肉酥烂，加入桂花、白糖，再炖 5 分钟即成。每日晨起空腹食下。

7. 病后消化不良

莲米茯苓糕：莲子 200g，粳米 200g，茯苓 100g，白糖 10g。将莲子、粳米分别炒焦，加茯苓，共研为末，加白糖调匀，制成糕。每次 30g，每日 2 次。

8. 遗精

石莲子萸肉汤：石莲子 15g，山茱萸 12g，金樱子 15g。加水煎服，每日分 2 次服用。

9. 高血压

莲心天麻汤：莲心 25g，天麻 10g，夏枯草 15g。加水煎汤，代茶饮，每日 1 剂。

10. 失眠

莲心枣仁汤：莲心 6g，酸枣仁 15g，远志 10g。加水煎服，每日分 2 次服用。

11. 头痛

荷叶蔓荆汤：荷叶 12g，蔓荆子 10g，苦丁茶 6g。加水煎服，每日分 2 次服用。

12. 肥胖症

荷叶粥：鲜荷叶 1 张，粳米 100g，冰糖少许。粳米淘净，荷叶洗净，切成 1 寸方的块。荷叶放入锅内，加清水适量用武火烧沸后，转用文火煮 10～15 分钟，去渣留汁。粳米、荷叶汁放入锅内，加冰糖，清水适量，用武火烧沸后，转用文火煮至米烂成粥。每日 2 次，早、晚餐食用。

13. 尿频

莲须龙骨汤：莲须 6g，龙骨 15g（先煎），覆盆子 10g。加水煎服，每日分 2 次服用。

14. 痔疮出血

莲衣地榆汤：莲衣 2g，地榆炭 15g，槐花炭 15g。加水煎服，每日分 2 次服用。

15. 鞘膜积液

莲房猪脬汤：莲房 1 个，猪膀胱 1 个。将莲房、猪膀胱放入 4 碗水，煎至 1 碗，喝汤，隔天 1 次，连服 4 日，小儿分次服。

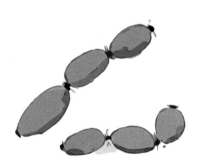

菱池如镜净无波

据《杭州志》载：杭州近海，城内井泉之水常受海潮影响，水质苦咸。唐朝杭州刺史李泌开凿六井，引西湖淡水，以供居民饮用。但西湖中葑草（野生茭白）生长旺盛，留住了淤泥，堵塞了水源，虽然经常打捞，仍然无济于事。到了北宋元祐四年（1089），苏东坡任杭州知州的时候，居民日常用水十分困难，于是这位心系民生的父母官决定兴修水利，清除淤泥，疏通湖水，但苦于没有好的办法。经过实地调查、访问长者以及翻阅大量古代文献，终于找到了一种投入少、见效快、实施简单的"以菱治葑"的治理方法，即发动民众在西湖广种水菱，通过水菱的迅速生长，来抢夺葑草的所需营养，促使葑草无法生存，这样淤泥失去了葑草根须的依附而不再滞留于湖中。淤泥少了，水质清了，饮用水源得到了保证，百姓最终过上了水足粮丰、衣着无忧的幸福生活。与此同时，水菱的大面积养殖，随之而来的是食用菱角的全面丰收，这又增加了官府一项十分可观的经济来源。为了扩大治水成果，苏东坡继续投入人力财力疏浚湖底，并将挖出的大量淤泥用来修筑一条贯通西湖南北的十里长堤，人称"苏堤"。堤成之后，人们很快在堤上植树木、种花草、建六桥、修亭阁，而堤边水域，则养满了护水固堤的水菱，使碧水绿叶融为一体，鱼游其间，悠然自得。从此以后，苏堤便成了闻名中外的名胜古迹——风景如画，游人如织。置身此地，于喜悦之余，人们或许不再能想得起水菱、东坡、苏堤三者之间有何联系了。

菱，又名水菱、菱角、水栗、芰、沙角等，为菱科菱属一年生水生草本植物。叶二型，浮生叶聚生于茎顶部，成莲座状；叶柄中部膨胀成海绵质气囊，叶片三角形，沉浸叶羽状细裂。花两性，白色，单生于叶腋。坚果倒三角形，两端有刺。花期6～7月，果期9～10月。生于池塘河沼中，我国各地均有栽培。本植物的叶、果肉（菱肉、菱实）、果皮（菱壳）、果柄（菱蒂）、茎、果肉捣汁澄出的淀粉（菱粉）均可入药。

我国种菱食菱的历史悠久，据对浙江吴兴钱山漾遗址发掘出来的炭化菱所作的放射性碳素断代测定，距今已有4700多年。早在战国时期，楚国的三闾大夫屈原被顷襄王放逐，长期流浪在沅江、湘江流域，时常听到"食菱不老""食菱去病"的传说，因此他非常喜欢吃菱，经常以菱充饥。他在《楚辞·芳草谱》中有诗咏道："制芰荷以为衣兮，集芙蓉以为裳"，即利用芰（指菱）、荷之叶裁制衣裳穿戴，可见他对芰、荷的一枝一叶何等情深。当然这是战国时代反映原始社会冬衣兽皮、夏衣植物叶片的先民遗风而已。

菱有野生的野菱和种植的家菱，前者果实小，后者果实大。菱按形状可分为二角菱、三角菱、四角菱、无角菱，按颜色又分为红菱、青菱、紫菱、白菱、乌菱。我国菱的品种颇多，粗略统计达50余种，浙江嘉湖四角"畅角青"、苏州无角"馄饨青"、杭州西湖菱、武昌南湖菱、广州泮塘菱都是菱中的佼佼者，但浙江嘉兴产的南湖菱角名声最大，它以高产、无角、壳薄、肉嫩、汁鲜、脆甜而驰名中外。

菱的生长特点在《本草纲目》中有过详细描述："有野菱、家菱，皆三月生蔓延引。叶浮水上，扁而有尖，光面如镜。叶下之茎有股如虾股，一茎一叶，两两相差，如蝶翅状。五六月开小白花，背日而生，昼合宵炕，随月转移。""随月转移"是指菱花会依昼夜而变化，会随月光而转移，好像是一种具有灵性的植物，其实这种能感受夜光而随之改变的感性运动，植物学上称之为"感夜运动"或"睡眠运动"。菱花受精之后，便深入水中，子房逐渐膨大，菱角则由嫩变老。而到夏末秋初，菱花依稀，菱果成熟，菱乡进入采菱季节，菱池便会热闹非凡，伴随着优美的采菱歌声，养菱人坐在木盆里，欢快地采摘着菱果，唐代白居易有《看采菱》诗道："菱池如镜净无波，白点花稀青角多。时唱一声新水调，谩人道是采菱歌。"

菱是大众喜爱的食材，它的吃法很多，嫩菱剥食，皮脆肉美，可以充当水果；老菱熟吃，皮硬肉粉，味如板栗；菱肉磨粉，可制糕点；菱茎充食，能度荒年："嫩时剥食甘美，老则蒸煮食之。野人曝干，剁米为饭为粥，为糕为果，皆可代粮。其茎亦可曝收，和米做饭，以度荒歉，盖泽农有利之物也。（明·李时珍《本草纲目》）"

菱肉味甘，作为药用，生熟有别：生者性凉，能除烦止渴、清热解毒，可用于暑热烦渴、消渴饮多、饮酒过度等病证；熟者性平，能健脾益胃，宜用于脾虚泄泻，故清代龙柏《食物考》说："生啖宽中，清胃除热；老则甘香，补中益气；生者解酒。"倘若脾虚生食，则有害无益，所谓"食菱多损脾，腹胀泄泻，可暖姜酒服之，即消。（明·姚可成《食物本草》）"

1. 食管癌

菱肉紫藤汤：菱肉 10g，紫藤 10g，薏苡仁 10g。加水煎服，每日分 2 次服用。

2. 胃溃疡

菱肉薏苡汤：老菱肉 60g，炒薏苡仁 30g。加水煎煮，喝汤吃菱肉、米仁。

3. 暑热口干

菱肉荸荠汁：嫩菱肉 50g，荸荠 30g。二药同捣烂，加凉开水再捣，绞取汁液，分 2 次饮服。

4. 醉酒口渴

菱肉葛花汁：嫩菱肉 60g，葛花 10g。先将葛花加水煎煮，取汁候凉。菱肉捣烂，加葛花煎汁再捣，绞取汁液，饮服。

5. 便秘

菱肉鸭梨汁：嫩菱肉 50g，鸭梨 1 个。鸭梨去皮去心，切片，与菱肉同捣烂，加凉开水再捣，绞取汁液，饮服。

6. 痢疾久不愈

红菱白糖汁：用新鲜红菱连壳捣烂，绞汁 1 碗，加白糖少许，隔汤炖略温，清晨空腹服，每日 1 次。

7. 胃癌

菱角蜂蜜汁：鲜菱角 250g，洗净，不去壳，置于石臼中捣烂，加水绞汁，调入蜂蜜，早饭前和睡前分服。

8. 黄水疮

菱壳散：隔年老菱壳适量，烧存性，研为细末，用麻油调敷患处。

9. 痔疮

菱壳菜油糊：菱壳 30g，菜油适量。菱壳烧灰存性，研为细末，用菜油调成糊状，外敷患处。

10. 脱肛

菱壳外洗汤：鲜菱壳 100g，麻油适量。菱壳加水煎煮取汁，先将麻油搽脱垂之直肠，10 分钟后，再用菱壳煎汁洗之。

11. 子宫颈癌

菱茎薏苡仁汤：菱茎 30 ～ 45g，薏苡仁 30g。煎汤代茶连续服。

12. 小儿头部疮毒

菱茎汤：鲜菱草茎（去叶及须根）60 ～ 120g。加水煎服，每日不定期服。

13. 扁平疣

菱蒂外擦方：取新鲜菱蒂在患处不断擦拭，每次 2 分钟，每日 6 ～ 8 次。

14. 结肠息肉

菱蒂楤木汤：菱蒂 45g，楤木 12g，米仁 30g。加水煎服，每日分 2 次服用。

15. 暑热心烦

菱粉藕粉糊：菱粉 10g，藕粉 10g。二粉混匀，沸水冲泡成果冻状，饮服，每日 1 ～ 2 次。

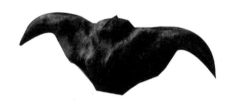

菱池如镜净无波